国家出版基金项目
NATIONAL PUBLICATION FOUNDATION

海外中医研究
OVERSEAS TCM RESEARCH

主　编　李振吉
副主编　徐春波

# 不孕不育症海外中医临证精粹

江　丹　著

求真出版社

**图书在版编目（CIP）数据**

不孕不育症海外中医临证精粹 / 江丹著. —北京：求真出版社，2021.12
ISBN 978-7-80258-288-0

Ⅰ.①不… Ⅱ.①江… Ⅲ.①不孕症—中医妇科学—临床医学—经验—中国—现代 Ⅳ.①R271.14

中国版本图书馆 CIP 数据核字（2021）第 140332 号

**不孕不育症海外中医临证精粹**

著　　者：江　丹
出版发行：求真出版社
社　　址：北京市西城区太平街甲 6 号
邮政编码：100050
印　　刷：北京中献拓方科技发展有限公司
经　　销：新华书店
开　　本：680×960　1/16
字　　数：181 千字
印　　张：16.25
版　　次：2021 年 12 月第 1 版　2022 年 8 月第 2 次印刷
书　　号：ISBN 978-7-80258-288-0/R·86
定　　价：60.00 元
销售服务热线：（010）83190520

## 《海外中医研究丛书》序

随着中国改革开放的不断深入，中医药学作为中华民族优秀传统文化的代表，由于其卓越的疗效和安全性，在世界各地得到广泛传播。一批国内中医药专家、学者，在海外开设诊所、开展专业教育，为当地民众提供医疗保健服务，用现代科技方法总结治疗经验，赢得了良好的国际声誉，逐步融入当地社会。

在海外，现代医学作为主流医学，在疾病的预防、治疗、康复、保健中发挥着主体作用。但是由于其局限性，在一些重大疑难病症、慢性病痛、自身免疫性疾病、亚健康状态等领域，尚无有效的治疗方法。中医药作为一门研究人体生理健康和疾病防治的医学科学，具有独特的生理观、病理观和疾病防治观，注重从整体联系角度、功能角度、运动变化角度来把握生命规律和疾病演变，为解决上述领域的难题，提供了崭新的视角和防治思路。中医药在临证实践中体现的个性化的辨证论治、求衡性的防治原则、人性化的治疗方法、多样化的干预手段、天然化的用药取向和临床疗效确切、用药相对安全、服务方式灵活、费用比较低廉的优势，逐渐为当地患者接受，并得到学术界认可。中西医学优势互补、各取所长，已经成为当地民众医疗保健的最佳选择。

海外中医师，大都在国内接受过中医药院校的正规教育，又曾广拜名师，中医基础理论扎实，临床经验丰富。他们在多年从事海外中医教育、临床实践的基础上，及时归纳总结，不仅对中医理论有独到的见解，积累了大量医案，而且积极利用现代信息技术对临床资料进行分析、归纳、凝练，逐渐汇集了中医临床疗效的科学证据。

由世界中医药学会联合会组织策划的《海外中医研究丛书》面世，并获国家出版基金资助。丛书记载了中医在英国、美国、日本等国的发展现状，总结了当地著名中医教育者、中医师的思考与临床经验。丛书的出版、发行，不仅对中医药临床科研成果的国际化推广、国际名医的培育发挥桥梁作用，而且对推动中医药的国际传播，弘扬中华民族优秀传统文化都有重要意义。

世界中医药学会联合会创会副主席兼秘书长

国家中医药管理局原副局长

2020 年冬

# 柯松轩序

我与江医生在英国共同从事中医工作有着近30年的合作经历。我们不但是中医的同行，更是相互理解和信任的好朋友。在这近30年的共事中，我们共同把中医介绍给英国，向西方的大学生和医院医生们讲授、传播中医理论知识。我们共同竞标，创建了阿桑特学院（Asante Academy），我们分别担任正、副院长。阿桑特学院成立了英国第一所大学中医本科学历教育的附属临床教学医院，我们所提供的是与中国中医大学相似的中医临床教学、临床见习和实习。我们两人都曾经是国内中医药大学的老师，她是北京中医药大学的老师，而我曾经是广州中医药大学的老师。我们的教学原则是全面的、原本的、精准的向西方学生教授中医。特别是临床方面，让我们的学生真正有机会接触病人，参与治疗和观察真实的临床效果。为此，我们又一起把我们的临床诊所发展到英国NHS医院内，我们在这三家医院内给病人免费看病，进行针灸治疗。有些病人常常要排队3～6个月才能求诊。我们这样有了足够病例，我们的学生们有了足够多的实习机会。多年来我们的这一名声响誉整个欧洲。来我们这里临床学习的学生和医生们几乎遍及欧洲各个国家，我们的学生和大学领导们给了我们极高的评价。这么多年实实在在的中医临床经验，特别是利用中医药诊治西方常见病的规律与经验，很值得推广。我想在当今中医走向世界的大势中，本书的出版能够起到一些重要的作用。

柯松轩
英国 Asante Academy of TCM（原米杜萨克斯大学附属中医院）院长
记录片《世界中医》总制片人和总策划人

# 自　序

伴随着改革开放的大潮，我国国门全方位开放；随着留学大军的西进，中医学子也在国土之外开辟了展示自己的空间。在华人定居已有悠久历史的英国，中医在中国城（China Town）为华人服务的诊迹可以追溯百年，可是中医真正被英国主流社会关注、为广大西方民众认知，却是在近30年。

在20世纪80年代末，伦敦中国城的中医罗鼎辉用中药治疗英国常见的、难治的异位性皮炎（Atopic Dermatitis，一种遗传性湿疹）的疗效被当地的西医皮肤病专家Dr David Atherton认可，并由他的团队对幼儿和成年患者分别进行了规范的双盲对照的临床研究，以及一年的疗效随访，他们的研究报告发表在国际权威杂志上。罗医生广州中医药大学毕业的学术背景，让西医专家们认识到传统中医也有根据国际统一教学标准规范、系统培养的中医师。Dr David Atherton团队的研究也使国际学术界为传统中医药的神奇疗效所震惊。一时间，社会关注中医，人们求治于中医，青年学习中医，科研人员研究中医，政府注重管理中医，中医在这片西方的国土上，成了一种备受瞩目的补充与替代医学疗法。1995年，在欧盟呼吁对传统草药实行药物管理法规监管时，开明独立的英国政府宣布对草药暂缓实施欧盟药物管理法规。因此，在英国有了一个不同于欧洲其他国家的、可以全面应用中医针药疗法的、相对比较宽松的执业环境。

我在 1991 年随着在英国谢菲尔德大学（The University of Sheffield）攻读博士学位的先生来到英国。尽管我已经获得了跟随当地儿童医院呼吸科专家攻读博士的机会，可是如果两个人都读书，初登西土的我们还是不得不考虑维持生活的艰辛。在英语学习班上，我无意中获得老师提供给我的当地补充与替代医学诊所的信息。初步面试，我竟然顺利地通过了；在当地执业需要在相关专业的学术团体注册，并购买执业保险；而我申请英国注册针灸学会（British Acupuncture Association and Register）时，却被给予免试接纳。我当时很纳闷，其后才知道：在 20 世纪 90 年代初，英国的补充与替代医学队伍很薄弱，没有国家正规教育，大部分的执业人员只是经过私人专科学校的业余训练后便开始执业。因此，很少有人有相应学科的学位。而我在北京中医药大学经过中医专业本科与两个医学硕士课程的学习，又取得了相应的学位，所以在这个专业团体内为同行所敬重。

我在谢菲尔德市的一家补充与替代医学诊所刚刚开始执业时，就受到了当地媒体的关注，他们的报道为我的起步开辟了捷径。我在北中医认真学习，遍跟名家名师，又经过了附属医院大内科的轮转执诊，并多年从事中医教学与临床带教，这些使我奠定了比较坚实的中医理论与临床基础。因此，我在英国执业中医应该说起步是比较顺利的。

1991 年底，我第一次参加了英国注册针灸学会年会，被英国的针灸同行问道："你对 ME 有何见解？" 我意识到：这的确是在门诊遇到比较多的病症。ME（Myalgia Encephalomyelitis）也就是慢性病毒后衰竭综合征。中药具有有效抗病毒效果，加之中医在国内的普及应用，这个病在中国并不常见，但是在这里的发病率，甚至致残率都很高。查阅西方中医专家的著述，ME 被辨证为：春温，伏邪，少阳证。这个混伤寒与温病于一谈，乱中医病名与病机于一说的观点，真是不尽如人意，完全不是正确的中医理论。我总结了我与英国同事用温病学的辨治体系分型辨证论治的 50 例 ME 患者临床信息，并撰写了论文《50 例 ME 针灸中医诊治分析》，该论文在美国召开的第二届国际现代与传统结合医学研讨会上，经过许多西医专家的质疑、讨论后，被授予优秀论文奖，并在英国的英文期刊 *Journal of Chinese Medicine* 发表。

从此，在正常临床、教学的同时，我注重对当地常见病症的中医诊治规律进行研究、分析、总结。在这里，西医是主流医学，而中医属于补充与替代医学。因此，经过多年的实践，我在不断摸索、确定中医适宜治疗的优势病种，中医可能有肯定疗效的某些疾病阶段，中医防病应当切入的亚健康态势，以及病后的中医康复治疗。30 年来，写出总结文章，确定辨证分类常规，整理最佳治疗方案，收集满意治效案例，就是我一直在努力进行的研究工作。我参与了创办《英国中医药学会会刊》，与行业内的中医同行进行学术探讨；我也开始向国际科技期刊投稿，在国际科技期刊报道、阐述中医在西方诊治获效的优秀案例；一些文章在有一定学术影响的 SCI 期刊发表后，我收到越来越多国际学术专业期刊、西医专业期刊以及出版社的约稿，逐渐建立了自己的学术声誉。

这次由世界中医药学会联合会和求真出版社组织编写海外中医

研究丛书，我很高兴接受邀请来进行著述与编写工作。

不孕不育症是我近年来临床诊治最多的病症。因此，在这个领域进行了比较多的研究，也参与了一些在这个领域开展国际合作的临床研究。故将这一部分内容独立成册。

我还把在西方常见的中医内科病症、神经精神病症、皮肤病、关节炎与疼痛类病症及一些特殊病症，以及经方论治、特色针法的内容整理为另一本书，命名为《英国中医临证精粹》，选择英国常见的中医针灸有较好疗效的病种予以详细的论述。近年信息交流越来越方便，各色针法技法的创新、特色诊疗信息层出不穷。因此，我选择其中较有意义、易被海外中医师接受的针法技法在此做比较分析，以获得在临床最有效便捷，且疗效肯定的应用模式。

我的写作也得益于一些中医同行、学生与我的临床助手的协助。在他们的帮助下，很多原以英文写作的文章，被短时间、高质量地译成中文，他们为按时交稿、顺利成书作了很大贡献。在此向文晓燕、程澄、张弛、孙千千、程黎娇子等朋友致以真诚的感谢。书中所列举分析的临床案例，除在案例末端明确署名的部分之外，都是我自己的临床诊治医案。

希望此书的出版能为海外中医执业者的临床实践提供帮助；为在中国执业的针灸（中）医师们在相应领域建立诊治规范提供思路，为后来的学者提供一种对中医临床精华研究的模式。中医作为中华民族的传统医学，理应在维护人类健康中贡献更多的力量。

江　丹

2018 年 4 月 28 日于英国谢菲尔德

# 目　录

**第一章　不孕不育症的海内外中医药研究现状** / 1

第一节　不孕症海内外中医研究 / 1

第二节　不育症海内外中医研究 / 21

第三节　中医药支持辅助生殖技术的研究 / 36

第四节　针灸支持辅助生殖技术促孕的研究 / 86

第五节　中医药和试管婴儿技术结合的相关研究 / 94

**第二章　不孕症的中医药治疗** / 97

第一节　排卵障碍和无排卵 / 98

第二节　多囊性卵巢与多囊卵巢综合征 / 105

第三节　卵巢储备功能下降与卵巢早衰 / 115

第四节　黄体功能不足 / 126

第五节　子宫内膜异位症 / 132

第六节　子宫肌瘤 / 143

第七节 子宫内膜炎和宫颈炎 / 146
第八节 输卵管炎症 / 151
第九节 衣原体和支原体感染 / 157
第十节 高泌乳素血症 / 160
第十一节 高雄激素血症 / 164
第十二节 甲状腺疾病 / 169
第十三节 肥 胖 / 173
第十四节 系统性红斑狼疮 / 177

**第三章 不育症的中医药治疗** / 182

第一节 无精子症和少精子症 / 183
第二节 弱精症和死精症 / 186
第三节 精子活力低下和精不液化 / 189
第四节 输精障碍引起的不育 / 191
第五节 精索静脉曲张 / 194

**第四章 中医药治疗其他因素导致的不孕不育症** / 197

第一节 心理障碍 / 197
第二节 免疫失调 / 199

**第五章 中医药治疗不孕不育症的特色方法与验案** / 204

第一节 中药针灸调周促孕的基本方法 / 204
第二节 习惯性流产的保胎治疗与验案 / 219

第三节 中医助力各种辅助生殖治疗的基本程序与成功案例 / 225

**附 录** / 239

知柏地黄丸治疗更年期综合征的临床经验总结 / 239

第一章

# 不孕不育症的海内外中医药研究现状

## 第一节　不孕症海内外中医研究

不孕症是育龄期女性在没有使用避孕措施的情况下，有一年及以上的正常性生活，而夫妇不能成功孕育①②。孕育率随年龄增长而降低。

在来自欧洲7个中心的782对夫妇中，在19~26岁的女性中不孕率为8%，在27~34岁的女性中不孕率为13~14%，在35~39岁的女性中不孕率为18%③。导致女性不孕的常见原因是输卵管阻

---

① Wilkes S. NICE CG156: fertility update. What it means for general practitioners [J]. J Fam Plann Reprod Health Care. 2013, 39 (4): 241-243.

② World Health Organization. (2013). Health topics: Infertility. Available http://www.who.int/ topics/infertility/en/.

③ Dunson DB, Baird DD, Colombo B. Increased infertility with age in men and women [J]. Obstet Gynecol. 2004, 103 (1): 51-56.

塞、由感染引起的盆腔炎、输卵管结扎、子宫内膜异位症和孕妇年龄偏大等①②，有大约20%的不孕夫妇不孕原因不明。不孕症的常规治疗通常使用促孕药物，例如促卵泡激素（FSH）、促性腺激素释放激素（GnRH）、人绒毛膜促性腺激素（HCG）、促排卵药物枸橼酸氯米芬、人类绝经期促性腺激素（HMG）和来曲唑③；手术治疗包括输卵管整形术、输卵管切除术、卵巢切除术、单侧或双侧输卵管卵巢切除术④⑤或辅助生殖技术，如体外受精（IVF）和相关技术⑥。

这些治疗方法可以治疗部分原因导致的不孕症，但结果并不总是令人满意。虽然胚胎移植的成功率从2002年的19.2%上升到2013年的23.3%，但此结果仍然低于不孕夫妇的期望。此外，激素治疗

---

① Matzuk MM, Lamb DJ. The biology of infertility: research advances and clinical challenges [J]. Nat Med. 2008, 14 (11): 1197-1213.

② Corbett S, Morin-Papunen L. The Polycystic Ovary Syndrome and recent human evolution [J]. Mol Cell Endocrinol. 2013, 373 (1-2): 39-50.

③ Williams T, Mortada R, Porter S. Diagnosis and Treatment of Polycystic Ovary Syndrome [J]. Am Fam Physician. 2016, 94 (2): 106-113.

④ Lang EK, Dunaway HE Jr, Roniger WE. Selective osteal salpingography and transvaginal catheter dilatation in the diagnosis and treatment of fallopian tube obstruction [J]. AJR Am J Roentgenol. 1990, 154 (4): 735-740.

⑤ Sotrel G. Is surgical repair of the fallopian tubes ever appropriate? [J] Rev Obstet Gynecol. 2009, 2 (3): 176-185.

⑥ Pandian Z, Gibreel A, Bhattacharya S. In vitro fertilisation for unexplained subfertility [J]. Cochrane Database Syst Rev. 2015, 2015 (11): CD003357. doi: 10.1002/14651858. CD003357. pub4.

可能会出现一些副作用，例如卵巢过度刺激综合征①或各种心理疾病②。

由于对许多不孕症患者的常规治疗缺乏令人满意的结果，人们越来越多地寻求其他疗法来提高疗效。在过去 15 年中，中药作为整体疗法介入许多病症的治疗中，在西方许多国家越来越多地被用于治疗不孕症③。中药治疗可提高生育率，并在支持常规不孕症治疗中发挥重要作用④⑤⑥。然而，中药治疗不孕症的作用机制尚未明确。在本节中，我们从基础研究和临床研究中回顾中药治疗不孕症研究的发展情况，特别是对中药基本作用机制的相关研究。

---

① Rashidi M, Najmi Z, Mobasseri A. Advantages of Recombinant Follicle-Stimulating Hormone over Human Menopausal Gonadotropin in Intrauterine Insemination: A Randomized Clinical Trial in Polycystic Ovary Syndrome - Associated Infertility [J]. Gynecol Obstet Invest. 2015 Jul 23. doi: 10. 1159/000435773. Epub ahead of print.

② Freeman MP, Toth TL, Cohen LS. Assisted reproduction and risk of depressive relapse: considerations for treatment [J]. Ann Clin Psychiatry. 2013, 25 (4): 283-288.

Coulson C, Jenkins J. Complementary and alternative medicine utilisation in NHS and private clinic settings: a United Kingdom survey of 400 infertility patients [J]. J Exp Clin Assist Reprod, 2005, 2 (1): 5.

③ Stankiewicz M, Smith C, Alvino H, et al. The use of complementary medicine and therapies by patients attending a reproductive medicine unit in South Australia: a prospective survey [J]. Aust N Z J Obstet Gynaecol, 2007, 47 (2): 145-149.

④ Zhou J, Qu F. Treating gynaecological disorders with traditional Chinese medicine: a review [J]. Afr J Tradit Complement Altern Med, 2009, 6 (4): 494-517.

⑤ Ried K, Stuart K. Efficacy of Traditional Chinese Herbal Medicine in the management of female infertility: a systematic review [J]. Complement Ther Med, 2011, 19 (6): 319-331.

⑥ Ried K. Chinese herbal medicine for female infertility: an updated meta-analysis [J]. Complement Ther Med, 2015, 23 (1): 116-128.

## 一、中药在试验模型研究中的疗效

目前有许多研究旨在通过动物模型研究阐明中药治疗不孕症的作用机制。

### （一）提高子宫内膜容受性

子宫内膜容受性对于自然受孕或使用辅助生殖技术受孕都是非常重要的。子宫内膜容受性差，不利于受精卵着床，是不孕症最常见的病因之一。许多研究表明，中药可以改善子宫内膜容受性。有学者用不孕小鼠模型进行了中药助孕方治疗不孕症的机制研究①。研究将163只怀孕的雌性昆明小鼠随机分为6组，分别为控制组、促排卵（OS）组、OS + 中药配方组、胚泡着床障碍（EID）组、EID + 中药配方组、中药组。在妊娠第4天收集子宫样本，并用免疫组织化学和适时PCR分析检测子宫内膜白血病抑制因子和整合素β3亚基的迹象②③。研究发现，与控制组相比，促排卵（OS）组和胚泡着床障碍（EID）组在胚胎着床窗口期的妊娠率显著降低，且其子宫内膜白血病抑制因子和整合素β3亚基水平较低。与OS组和

---

① Yu N, Yang J, Yin T. Extracts from a traditional Chinese herbal remedy (Zhuyun recipe) improve endometrial receptivity in mice with embryonic implantation dysfunction and ovulation stimulation [J]. J Ethnopharmacol, 2011, 137 (1): 389-395.

② Bhatt H, Brunet LJ, Stewart CL. Uterine expression of leukemia inhibitory factor coincides with the onset of blastocyst implantation [J]. Proc Natl Acad Sci U S A, 1991, 88 (24): 11408-11412.

③ Illera MJ, Juan L, Stewart CL, et al. Effect of peritoneal fluid from women with endometriosis on implantation in the mouse model [J]. Fertil Steril, 2000, 74 (1): 41-48.

EID 组相比，OS + 中药配方组和 EID + 中药配方组显示出较高的妊娠率和更高的子宫内膜白血病抑制因子及整合素 β3 亚基表达水平。EID 组着床胚胎数少于控制组，EID + 中药配方组着床胚胎数明显高于 EID 组和控制组。研究表明，中药可影响子宫内膜白血病抑制因子和整合素 β3 亚基的表达，改善小鼠的子宫内膜容受性，提高妊娠率和胚胎移植成功次数。在另一项研究中，研究人员对卵巢过度刺激（COH）大鼠模型应用补肾活血汤进行治疗①，结果显示补肾活血汤通过恢复子宫内膜白血病抑制因子的蛋白质表达，显著提高大鼠模型中的成活胚胎出生数量和植入能力，并且不影响导致失稳的非活动性子宫内膜 Ang-2 蛋白的表达②。这表明补肾活血汤可以帮助卵巢过度刺激（COH）治疗后子宫内膜受损的患者。

有研究观察了寿胎丸加减方对种植窗口期内卵巢过度刺激（COH）小鼠子宫内膜中整合素 β3 亚基和白血病抑制因子的影响。研究人员将 70 只未怀孕小鼠随机分为三组：中药治疗组（N = 30）、阿司匹林治疗组（N = 30）和控制组（N = 10）。模型成功建立后，对中药治疗组、阿司匹林治疗组和控制组的小鼠分别使用寿胎丸加减方、阿司匹林和 0.9%的生理盐水。在小鼠种植窗口期，回收小鼠子宫的中段，并使用免疫组织化学两步法和逆向转录 PCR 分别检测

---

① Gong X, Lou J, Lu Q, et al. Bu Shen Huo Xue decoction restores endometrial leukemia-inhibitory factor but not Angiopoietin-2 expression, and improves uterine receptivity in the controlled ovarian stimulation rat model [J]. Exp Ther Med, 2015, 9 (3): 751-757.

② Fiedler U, Reiss Y, Scharpfenecker M, et al. Angiopoietin-2 sensitizes endothelial cells to TNF-alpha and has a crucial role in the induction of inflammation [J]. Nat Med, 2006, 12 (2): 235-239.

子宫内膜中的整合素 β3 亚基和白血病抑制因子表达。与阿司匹林治疗组和对照组相比，中药治疗组小鼠子宫内膜中整合素 β3 亚基和白血病抑制因子的表达显著增加，阿司匹林治疗组的表达明显高于对照组，所以研究人员认为，寿胎丸加减方可以在种植窗口期通过增加子宫内膜中整合素 β3 亚基和白血病抑制因子的表达来改善卵巢过度刺激小鼠的子宫内膜容受性。①

### （二）治疗卵巢储备功能不足和卵巢功能早衰

卵巢储备功能不足和卵巢功能早衰是女性不孕的常见原因，可能由各种激素失调引起。人们发现中药经验方可以有效地刺激卵巢并提高激素水平。有研究人员制作了应用羟基脲抑制排卵，即中医理论中所说的肾虚和湿郁的大鼠模型。他们发现，罗氏经验方与控制组相比，促进了排卵，提高了 FSH、LH 和雌激素水平，并提高了妊娠率②。

有研究将雷公藤甙（TG）诱导的卵巢早衰（POF）大鼠模型随机分为模型组、妊马雌酮组和通脉大生片组，分别用生理盐水、妊马雌酮和通脉大生片灌胃。他们发现雷公藤甙（TG）诱导的卵巢早衰（POF）大鼠模型在用通脉大生片治疗后恢复了正常的发情周期，并且与模型组相比呈现接近或高于卵巢功能正常指数，血清雌二醇

---

① 王振迎，陈晓勇，陈瑾，等. 寿胎丸加减方对超排卵小鼠种植窗期子宫内膜整合素 β3 蛋白表达的影响［J］. 南昌大学学报（医学版），2010，50（03）：33-36.

② 李淑云，罗颂平. 补肾法对肾虚排卵抑制模型大鼠妊娠的内分泌激素、脏器湿重及妊娠率的影响［J］. 中国中医基础医学杂志，2010，16（07）：567-569.

（$E_2$）和血清抑制素 B（INHB）水平，雌激素受体（ER）、血管内皮生长因子（VEGF）和血管内皮生长因子-2（VEGFR-2）的表达显著升高，而细胞内肿瘤坏死因子（TNF-α）和 Caspase-3 显著降低，与模型组大鼠相比，通脉大生片治疗的卵巢早衰大鼠的卵巢中血管壁更薄、血管管腔较大。因此，他们认为通脉大生片可能是通过促进血管生成、抗细胞凋亡两种机制，有效地治疗雷公藤甙（TG）诱导的卵巢早衰（POF）大鼠模型①。

有研究观察了补肾调冲方对使用血清药理方法造成的大鼠卵巢颗粒细胞（GC）增生、类固醇生成、促卵泡激素受体（FSHR）和胰岛素样生长因子-1（IGF-1）mRNA 表达的影响效果。研究者将大鼠的卵巢颗粒细胞（GC）与 10%空白血清作为阴性控制组，将含有促卵泡激素的血清（S-FSH）作为阳性控制组，将含有血清的补肾调冲方（不同剂量）作为补肾调冲方组孵化 48 小时。他们发现，在补肾调冲方组中根据剂量不同而产生的颗粒细胞中$^3$H-TdR 酮不同程度的增加。在补肾调冲方组中也显示出高水平的孕酮（P），特别是在高剂量组，细胞增殖强于阳性控制组。补肾调冲方组的 $E_2$ 和 P 水平均显著高于阴性控制组，而与阳性控制组相比没有显著差异。补肾调冲方组的 FSHR 和 IGF-1 mRNA 表达水平根据剂量成比例增加，高于阴性控制组。他们证实，补肾调冲方可以显著刺激卵巢颗粒细胞的增殖和类固醇生成。据推测，补肾调冲方可以通过促进

---

① Fu Y, Zhao Z, Wu Y, et al. Therapeutic mechanisms of Tongmai Dasheng Tablet on tripterygium glycosides induced rat model for premature ovarian failure [J]. J Ethnopharmacol, 2012, 139 (1): 26-33.

FSHR 和 IGF-1 mRNA 表达，经内分泌和自分泌两种不同途径对卵巢功能产生调节作用①。

### （三）预防自然流产

自然流产（Spontaneous abortion）又称流产（Miscarriage），是怀孕最常见的并发症。1%的怀孕妇女会发生经常性流产，即连续 3 次或 3 次以上的失败妊娠，1/3 的流产与心理因素有关，这使病人和临床医生都感到沮丧②。中药如助孕 3 号，是预防流产的既定配方，可以帮助防止流产。对于助孕 3 号的机制研究是用使用羟基脲和米非司酮制作的大鼠流产模型分别模仿肾虚型和脾虚型，以了解助孕 3 号的作用机制③。他们发现与控制组相比，助孕 3 号大大增加了两种模型中蜕膜孕激素受体阳性率。助孕 3 号的水提取物和药物血清分别可以降低子宫体内和体外分离的子宫平滑肌的收缩强度。研究结果表明，通过强肾健脾，助孕 3 号可升高靶细胞孕激素受体、放松子宫平滑肌，从而保护妊娠。

### （四）调节黄体抑制和免疫疾病

转化生长因子-β（TGF-β）的一个重要作用，就是可以产生高度免疫耐受性并促进胚胎在子宫的植入，这一点最近逐渐受到重视。

---

① 夏天. 补肾调冲方对大鼠卵巢颗粒细胞增殖与分泌及其相关基因表达的影响［D］. 天津中医学院，2005.

② Rai R, Regan L. Recurrent miscarriage［J］. Lancet, 2006, 368（9535）: 601-611.

③ 罗颂平，梁国珍，张玉珍，等. 助孕 3 号方防治大鼠自然流产的机理研究［J］. 中国中西医结合杂志，2003（07）：522-525.

稳定、适当的 TGF-β 可以促进怀孕。有研究观察了中药配方助孕 3 号对因肾虚和黄体抑制形成的流产大鼠血清 TGF-β 的作用，并从免疫调节的角度探讨其防止流产的机制。他们将大鼠分为 5 组：给予阿利多肾上腺素片的 A 组；未给予治疗的 B 组；给予较高剂量助孕 3 号的 C 组；给予较低剂量助孕 3 号的 D 组；给予生理盐水的 E 组。研究者同期观察各组大鼠的重量、流产率和血清 TGF-β 水平。研究表明，助孕 3 号能够提高血清 TGF-β 水平，其效果与己烯雌酚片相似①。因此，他们确认助孕 3 号可以提高血清 TGF-β 水平，参与免疫调节，防止流产。

## 二、中药对临床妊娠率的提高

### （一）改善卵巢功能

麟儿来方是治疗不孕症的中药经验方，用于治疗因无排卵而不孕的患者，有研究者将该处方与刺激排卵的助孕药克罗米酚相比较②研究。麟儿来方组的总有效率为 96.7%，明显高于控制组的 53.3%。麟儿来方组的流产率为 10%，明显低于控制组的 54.6%。麟儿来方组的症状评分显著下降，而克罗米酚组无明显变化。此研究表明，麟儿来方治疗无排卵导致的不孕症有很好的疗效。此外，2012 年还

① 赵红艳，罗颂平，倪育淳，周英. 助孕 3 号方对肾虚黄体抑制流产大鼠 TGF-β 影响的研究 [J]. 上海中医药杂志，2008，42（12）：71-73.

② 黄缨，程群，周安方. 麟儿来方治疗精血亏虚型无排卵性不孕症的临床观察 [J]. 中国中西医结合杂志，2007（11）：1028-1030.

报道了一项涉及1659名参与者和15项研究的分析，分析显示了中药与克罗米酚相比，在治疗无排卵引起的不孕症的疗效。分析指出，与克罗米酚相比，中药大大改善了宫颈黏液指数，提高了排卵率和妊娠率，降低了流产率。该研究指出使用中药没有发现明显的不良反应。与此类似的一项科克伦（Cochrane）研究发现，与单独使用克罗米酚相比，在使用克罗米酚的基础上添加中药改善了临床妊娠结果，并且没有发现产生任何不良影响的证据。

研究者对补肾活血的中药处方改善卵巢早衰和未破卵泡黄素化综合征（LUFS）及黄体期缺陷（LPD）发生率的影响，在排卵障碍的病人中进行了评估与研究①。与控制组相比，治疗结束时，中药补肾活血方的治疗显著提高了排卵率，明显降低了LUFS和LPD的发生率，提高了妊娠率。在月经周期中不同阶段，根据周期性激素变化，对中药补肾活血方进行常规调整，可改善卵巢功能，提高不孕症患者的妊娠率。

### （二）解除输卵管阻塞

阻塞的输卵管会影响卵子和精子的交会，从而使受精不可能发生。有人对输卵管阻塞患者在进行输卵管通畅术后使用中药补肾活血方治疗进行了研究②。患者采用中药补肾活血方治疗，从月经周期的第5天开始，连续14天。3个月为1个疗程，全程治疗4个疗程。

---

① 周军，李大剑．补肾活血法改善排卵障碍32例：B超评估［J］．中国临床康复，2006（31）：114-116.

② 姜玉婵，梁瑞宁，刘如天等．输卵管介入术配合补肾活血法治疗输卵管阻塞性不孕症的临床观察［J］．中国中西医结合杂志，2006（04）：325-328.

研究显示，在治疗结束时从相关基线评估来看，卵泡发育状况、子宫内膜厚度和血清雌二醇水平与排卵前的血清雌激素水平等指标，在输卵管通畅术后加用补肾活血方组的改善显著优于输卵管通畅术组。

此外，前者的妊娠率也高于后者。在此之前一项关于输卵管阻塞的研究显示，中西医结合组的输卵管通畅率为 86.7%，妊娠率为 85%，中药组的输卵管通畅率和妊娠率分别为 66.7%和 63.3%，而单独使用西医治疗组的输卵管通畅率和妊娠率分别为 53.3%和 50%，与各自的基线评估相比，血清 C 反应蛋白和白细胞介素-1β 水平在 3 个疗程后全部降低，但是中西医结合组的疗效更为明显。这说明免疫系统的重建平衡可能是提高妊娠率的因素之一①。

### （三）治疗多囊卵巢综合征

多囊卵巢综合征是女性不孕症最常见的原因之一，部分是由于类固醇激素释放失衡导致的卵泡发育异常和排卵功能障碍②。最近，对一些中药方的研究显示中药方对多囊卵巢综合征有明显的作用。例如，研究发现中药经验方二至天癸颗粒，通过调节血清和滤泡液中的抗米勒管激素水平，调节雄激素水平，改善患者的病理生理变化和激活卵巢微循环，来显著提高患者的卵母细胞质量③。据报道，

① 康佳丽，夏薇，何谦谊，阮翠玲. 中西医结合治疗输卵管阻塞的临床研究［J］. 中国中西医结合杂志，2001（06）：416-418.

② Corbett S，Morin-Papunen L. The Polycystic Ovary Syndrome and recent human evolution［J］. Mol Cell Endocrinol，2013，373（1-2）：39-50.

③ 连方，赵帅. 补肾调冲法对多囊卵巢综合征患者抗苗勒氏管激素及卵细胞质量的影响［J］. 中国中西医结合杂志，2012，32（01）：9-12.

另一种中药补肾化痰方，可改善胰岛素抵抗，并增强多囊卵巢综合征患者的排卵功能①。

在另一份报告中，代谢物组学方法被用于研究中药补肾化痰方改善多囊卵巢综合征的作用机制②。补肾化痰方用于 3 次月经周期后，所有多囊卵巢综合征患者的体重、体重指数（BMI），腰围和臀围与基线评估相比显著改善。然后，将患者分为正常胰岛素（NI）组和高胰岛素血症（HI）组进行血清代谢研究，NI 组和 HI 组与控制组相比，治疗后血清代谢有明显变化。在 NI 组中，研究者观察到显著的磷脂代谢改善。在 HI 组中，研究者观察到氨基酸代谢的变化。结果表明补肾化痰方通过减少 NI 组和 HI 组的炎症反应和氧化应激反应而有效治疗多囊卵巢综合征患者。

### （四）预防和治疗流产

难免流产或复发性自然流产是孕妇中最常见的复杂状况。近年来，女性生育年龄推迟，加上人工助孕技术宫腔内人工授精的应用，使得发生流产风险提高，流产率逐渐上升。中药通常能够治疗难免流产并预防复发性自发流产。

---

① Lee YS, Kim WS, Kim KH, et al. Berberine, a natural plant product, activates AMP-activated protein kinase with beneficial metabolic effects in diabetic and insulin-resistant states [J]. Diabetes, 2006, 55 (8): 2256-2264.

② Lu C, Zhao X, Li Y, et al. Serum metabolomics study of Traditional Chinese medicine formula intervention to polycystic ovary syndrome [J]. J Pharm Biomed Anal, 2016, 120: 127-133.

归绥琪等人①探讨了中药治疗封闭抗体缺乏性自然流产患者的效果，并检测了封闭效率（BE）、抗独特型抗体（AIA）、细胞毒抗体（CTA）、β-人绒毛膜促性腺激素（β-HCG）、孕酮（P）和雌二醇（$E_2$）来研究中药的作用机制。他们发现，在92例患者中，BE、AIA和CTA缺乏发生率分别为60.87%、57.61%和72.83%。在服用中药后所有成功怀孕者的BE、AIA和CTA水平有显著提高（$P<0.05\sim0.01$），其β-HCG、P和$E_2$的水平也明显升高（$P<0.01$）。92例患者的成功妊娠率为89.13%（难免流产成功率为91.67%，复发性自然流产成功率为88.24%）。因此，他们认为缺乏阻塞抗体（BA）和内分泌激素可能导致妊娠早期自然流产。这些中药对于自然流产的治疗机制与调节母亲-胎儿免疫力和内分泌，增加阻塞抗体（BA）和提高激素水平有关。

孙斐等人②探讨了中药通过补肾止血的作用预防和治疗流产。他们治疗40例难免流产并观察患者血浆β-内啡肽（β-EP）、促性腺激素释放激素（GnRH）、人绒毛膜促性腺激素（HCG）和孕酮（P）水平。难免流产患者血浆β-EP水平大大高于正常孕妇（$P<0.01$）。相反，血浆GnRH、HCG、P水平明显低于正常控制组（$P<0.01$）。中药治疗后，40例患者中有36例成功妊娠，其难免流产症状消失，妊娠10~12周测定的上述4项标准与正常孕妇相似（$P>0.05$）。所以他们证实中药治疗可以调节难免流产患者的血浆β-EP和胎盘内

---

①　归绥琪，许钧，俞而慨，李大金．中药治疗自然流产对封闭抗体、β-HCG、孕酮、雌二醇的影响［J］．中国中西医结合杂志，1997（11）：645-648.

②　孙斐，俞瑾．中药治疗先兆流产对血浆β-内啡肽和胎盘内分泌的影响［J］．中国中西医结合杂志，1999（02）：24-26.

分泌功能。

美国 Rubin 等①报道了一例 42 岁患者因卵巢储备功能下降引起的复发性流产病例，文章表明中医治疗（针灸和中药）改善了患者的妊娠情况，患者持续治疗 20 周，并在妊娠 39.5 周后生下一个健康的男婴。

### （五）控制支原体感染

女性生殖器支原体感染可引起不孕症。有关研究显示周围血液和宫颈黏液中的细胞因子（IL-1β、IL-2、TNF-α）以及支原体感染的不孕症患者生殖器支原体阳性培养物增多②。一项随机研究评估中药消支汤（中药治妇科病经验方）对 72 例生殖器支原体培养物呈阳性患者的抗支原体作用③。患者被随机分为中药组和西药组。中药组每天 2 次用消支汤连续治疗 6 周。西药组连续 3 天用阿奇霉素治疗，连续治疗 6 个疗程。治疗结束时，中药组与西药组相比，其 IL-1β、IL-2、TNF-α、宫颈黏液等血清细胞因子显著降低。这表明消支汤可以用于治疗不孕症患者的支原体感染。

在 Ried 等人的一系列研究中，他们首次选定了 8 项随机控制试

---

① Hullender Rubin LE, Opsahl MS, Taylor-Swanson L, et al. Acupuncture and in vitro fertilization: a retrospective chart review [J]. J Altern Complement Med, 2013, 19 (7): 637-643.

② Lis R, Rowhani-Rahbar A, Manhart LE. Mycoplasma genitalium infection and female reproductive tract disease: a meta-analysis [J]. Clin Infect Dis, 2015, 61 (3): 418-426.

③ 楼月芳，杨小芳，刘丽春. 不孕妇女支原体感染细胞因子变化及中药干预的研究［J］. 中国中药杂志，2012，37（20）：3158-3160.

验，13 项大样本临床研究，3 个病例系列和 6 个病例个案，共涉及 1851 位不孕症患者的案例进行研究。对随机控制试验的分析表明，与单用西药（克罗米酚）相比，中药治疗 4 个月后，患者怀孕的几率增加了 3.5 倍。之后，他们发现提高月经周期的质量似乎是成功治疗女性不孕症的根本。最近，同一研究团队对这一主题发表了最新的分析报告：他们收集了 40 个随机控制试验的数据，涉及 4247 名不孕症患者，对此进行系统评价。对原始资料的分析研究表明，使用中药治疗实现怀孕的可能性是单纯进行西医治疗的 1.74 倍。此外，研究者得出结论：受孕指标如双相基础体温、排卵率、宫颈黏液评分和子宫内膜内壁的适当厚度均受到中药治疗的积极影响，这意味着中药治疗对促进怀孕具有积极的生理作用①②③。

## 三、中药对体外受精和胚胎移植成功率的提高

### （一）提高子宫内膜容受性

子宫内膜血流与子宫内膜容受性直接相关，从而影响体外受精

① Ried K，Stuart K. Efficacy of Traditional Chinese Herbal Medicine in the management of female infertility：a systematic review [J]. Complement Ther Med，2011，19 (6)：319-331.

② Ried K，Alfred A. Quality of life，coping strategies and support needs of women seeking Traditional Chinese Medicine for infertility and viable pregnancy in Australia：a mixed methods approach [J]. BMC Womens Health，2013，13：17.

③ Ried K. Chinese herbal medicine for female infertility：an updated meta-analysis [J]. Complement Ther Med，2015，23 (1)：116-128.

和胚胎移植结果①。近年来越来越多的研究表明，中医药可以起到改善子宫内膜血流、提高胚胎移植成功率的作用。有研究证实：传统中医建立的基于补肾活血的经方可以通过调节各种血管生长因子的表达来促进子宫内膜血管的形成，并调节一氧化氮水平来抑制子宫血管平滑肌的收缩。他们还认识到：根据中医理论辨证治疗应与生物医学疾病诊断相结合。在这些情况下，使用补肾活血的药物是对症的，但是其他用于平肝养血的药物，以及健脾养血的药物也可能同样有效。未来的临床研究应着重于观察不同类型的中医证候，以及中药应用的相应规律和剂量大小的关系。在体外受精和胚胎移植期间使用针灸来提高成功率，如电针可以通过抑制交感神经来控制子宫动脉的扩张。中药可以用来改善子宫内膜血流，以提高胚胎移植的成功率以及产子率。中西医结合的应用将增加其联合效应，从而获得更优的临床效果。

连方等人进行了随机、双盲和安慰剂控制的临床试验，观察了二至天癸颗粒对进行胚胎移植的不孕症患者子宫内膜里 DNA 甲基转移酶 1（DNMT1）蛋白表达的效果。DNMT1 蛋白对与月经周期子宫内膜脱落有关的基因具有调节作用，这些基因在不孕症患者中会减少。与安慰剂组相比，用二至天癸颗粒治疗显著改善了患者的症候评分，减少了使用促性腺激素的剂量和持续时间。此外，二至天癸颗粒组的优质卵母细胞和胚胎率以及临床妊娠率均高于安慰剂组。

---

① Yamagata Y, Asada H, Tamura I, et al. DNA methyltransferase expression in the human endometrium: down – regulation by progesterone and estrogen [J]. Hum Reprod, 2009, 24 (5): 1126-1132.

子宫内膜中的 DNMT1 蛋白表达在二至天癸颗粒组中比安慰剂组中更丰富，这可能导致子宫内膜容受性的提高和临床妊娠率的改善①。

（二）提高卵母细胞质量

有团队观察了疏肝法提高卵母细胞质量以提高胚胎移植成功率的作用。他们将 58 例输卵管性不孕症患者随机分为两组：30 例在试验组以中药逍遥散粉剂（中药经验方）加促性腺激素释放激素类似物（GnRHa）、促卵泡激素（FSH）、人绒毛膜促性腺激素（HCG）治疗；另 28 例在控制组，仅用 GnRHa、FSH、HCG 治疗。他们观察了两组所需的促性腺激素（Gn）总剂量、子宫内膜厚度、卵母细胞数、优质胚胎产生率和妊娠率。通过免疫印迹法检测到卵泡液中生长分化因子-9（GDF-9）的浓度，并使用逆向转录聚合酶连锁反应扩增法测定颗粒细胞中 GDF-9 mRNA 的表达。他们发现试验组 Gn 应用的剂量明显低于控制组；子宫内膜厚度、优质胚胎产出率和妊娠率均显著升高，GDF-9 mRNA 表达也明显高于控制组（均 $P<0.05$）。他们认为中药逍遥散粉剂可以提高输卵管性不孕症患者的妊娠率，其机制可能与 GDF-9 在颗粒细胞中的表达增加有关②。

Lian 的小组对二至天癸颗粒对接受体外受精-胚胎移植（IVF-

---

① Fang L, Rui-Xia W, Feng-Mei M, et al. Effects of Chinese medicines for tonifying the kidney on DNMT1 protein expression in endometrium of infertile women during implantation period [J]. J Altern Complement Med, 2013, 19 (4): 353-359.

② 高星. 疏肝法对输卵管不孕症患者 IVF-ET 周期妊娠结局及 OSFs 影响的研究 [D]. 河北医科大学, 2012.

ET）的不孕症患者的影响和机制进行了一系列研究。他们设计了一项随机研究来证明二至天癸颗粒的治疗可明显增加卵母细胞数量、提高胚胎质量、提高胚胎移植成功率，这与之前二至天癸颗粒与西药组相比，其卵泡液中白血病抑制因子增多的事实相符①。他们后来又证实二至天癸颗粒可以改善多囊卵巢综合征患者卵母细胞质量。其作用机制可能与调节血清和卵泡液中的抗米勒管激素水平、调节雄激素水平、改善多囊卵巢综合征患者的病理生理变化、激活卵巢微循环有关②。

### （三）提高人工授精治疗失败患者的妊娠率

最近一项研究探讨了传统中医综合治疗对有过胚胎移植失败经历的患者的妊娠促进作用，他们采用中药和耳针进行治疗。该研究将67例患者分为两组，治疗组35例，控制组32例。治疗组给予患者传统中医综合治疗3个月，然后施用胚胎移植或等待自然受孕。控制组没有3个月传统中医综合治疗，患者在前次进行胚胎移植或自然怀孕失败之后，再次进行胚胎移植。治疗后，两组的自然妊娠率被计算出来，用传统中医综合治疗后，治疗组7例患者怀孕，控制组未有怀孕，应用传统中医综合治疗的治疗组的受孕率（20%）明显高于控制组（0%）。研究表明，又一次胚

---

① 连方，滕依丽，张建伟，等. 二至天癸颗粒对体外受精-胚胎移植周期人卵泡液白血病抑制因子和卵细胞质量的影响［J］. 中国中西医结合杂志，2007，27（11）：976-979.

② 连方，赵帅. 补肾调冲法对多囊卵巢综合征患者抗苗勒氏管激素及卵细胞质量的影响［J］. 中国中西医结合杂志，2012，32（01）：9-12.

胎移植治疗后，传统中医综合治疗可以增加受精卵的数量、提高受精率和临床妊娠率，并可以提高有过胚胎移植失败经历的患者的自然妊娠率①。一项对随机控制试验的系统评价和对原始资料的分析，评估了中药加体外受精治疗与单独体外受精治疗对体外受精结果的有效性。该研究包括涉及 1721 名患者的 20 项试验，其中 3 项评估被认为具有不明确的偏倚风险；其余的试验评估被认为具有高度偏倚风险。尽管如此，研究者们发现，中药和体外受精联合使用显著提高了临床妊娠率和持续妊娠率。研究表明，在所有试验中，中药和体外受精中药联合使用提高了体外受精的成功率，但是基于试验观察到高度偏倚风险，其重大差异被认为可能导致结果不准确。研究者们还提到在中药的生殖毒性方面没有得出结论②。

## 四、中医综合治疗对自然妊娠率和体外受精妊娠率的提高

研究人员发现，中医综合治疗，就是将中药和针灸结合，能够提高自然妊娠率和体外受精妊娠率。

还有研究观察了结合中药和针灸作为辅助性治疗方法对排卵诱

① Xu XJ, Jia WN, Cheng SH, et al. Effect of traditional Chinese comprehensive therapy on gestation in patients with previously failed in vitro fertilization and embryo transfer [J]. Journal of Traditional Chinese Medicine, 2015, 35 (04): 428-433.

② Cao H, Han M, Ng EH, et al. Can Chinese herbal medicine improve outcomes of in vitro fertilization? A systematic review and meta-analysis of randomized controlled trials [J]. PLoS One, 2013, 8 (12): e81650. doi: 10. 1371/journal. pone. 0081650.

导宫腔内人工授精（IUI）手术的效果，并评估了其对妊娠率和出生率的影响。观察组患者每周同步接受中医治疗与西医标准治疗。治疗持续2~36个周期（相当于1个月至1年的时间）。控制组由没有经过中医治疗的患者组成，其数据从医院档案追溯检索而来。IUI手术后12~14天，通过血液中检测到的HCG结果评估妊娠情况。出生率通过随访情况进行评估。观察组共有29名30~45岁的患者，控制组包括94名28~46岁的患者。结果显示，接受中医与IUI手术联合治疗的患者，其妊娠率和出生率显著高于控制组。该研究的结论是中医药在IUI手术中似乎是有益的辅助治疗①。

中医全系统治疗（WS-TCM）是一种多维干预措施，是中医系统里各种治疗方法的组合，如针灸、艾灸和中药。研究者们比较了体外受精治疗配合WS-TCM治疗的患者、单独接受常规体外受精治疗的患者，以及在胚胎移植当天仅仅接受2次针灸治疗的患者的活产率，发现体外受精治疗配合WS-TCM治疗可提高的活产率，高于单独采用体外受精治疗和仅接受2次针灸治疗提高的活产率。这项回顾性群体研究表明，WS-TCM作为体外受精的辅助性治疗可能提高活产率②。

对于成功怀孕，体内环境被认为与卵子、精子和胚胎的质量一

---

① Sela K , Lehavi O , Buchan A , et al. Acupuncture and Chinese herbal treatment for women undergoing intrauterine insemination [J]. European Journal of Integrative Medicine, 2011, 3 (2).

② Rubin L , Opsahl M S , Wiemer K E , et al. Impact of Whole Systems Traditional Chinese Medicine on In Vitro Fertilization Outcomes [J]. Reproductive biomedicine online, 2015, 30 (6).

样重要。中医治疗，特别是中药治疗的基本原理是恢复体内平衡，影响月经周期的激素调节，并提供一个促进受孕、受精卵着床和维持可成熟妊娠的生理环境。研究显示，中药帮助了许多不孕患者成功怀孕。此外，中药可以补充西医和生殖治疗的不足，以提高妊娠率，同时减少治疗时间以及患者的精神和经济负担。虽然中药尤其是验方已经越来越多地用于治疗不孕症，但仍需更多关于其功效、稳定性和安全性的研究。(文晓燕中译)

## 第二节　不育症海内外中医研究

尽管女性不孕症的相关问题向来备受关注，但近年来，由于年轻男子精液质量下降的证据越来越多和公众意识的提高①，男性不育症的相关问题引起了越来越多的关注。90%以上的男性不育症是由于精子数量少、精子质量差，或两者兼而有之。除此之外，不育症的发生可能与射精功能障碍、免疫因素、激素失衡和遗传缺陷等多种因素有关。此外，肥胖和精索静脉曲张被认为对男性生育率有不利影响②。常规治疗如药物治疗、手术治疗、宫腔内人工授精和体外

---

① Alrabeeah K, Yafi F, Flageole C, et al. Testicular sperm aspiration for non-azoospermic men: sperm retrieval and intracytoplasmic sperm injection outcomes [J]. Urology, 2014, 84 (6): 1342-1346.

② Sallmén M, Sandler DP, Hoppin JA, et al. Reduced fertility among overweight and obese men [J]. Epidemiology, 2006, 17 (5): 520-523.

受精等方法，帮助了许多有生育困难的男性①②③④。然而，这些治疗有时是无效的、侵入性的、昂贵的，且可能出现不良反应和高风险⑤。

中药作为传统中医的重要组成部分，在中国长期以来一直被用于不孕不育症的治疗⑥。中药有助于提高精子质量⑦⑧，平衡免疫系统。与西药结合应用时，中药可以增强西药的疗效，减少其副作用⑨。然而，人们并不完全了解中药疗效的作用机制。在本节中，我

---

① Pisipati S, Pearcy R. The role of urological surgery in male infertility [J]. Hum Fertil (Camb), 2010, 13 (4): 233-241.

② Dorjpurev U, Kuwahara A, Yano Y, et al. Effect of semen characteristics on pregnancy rate following intrauterine insemination [J]. J Med Invest, 2011, 58 (1-2): 127-133.

③ Johnson LN, Sasson IE, Sammel MD, et al. Does intracytoplasmic sperm injection improve the fertilization rate and decrease the total fertilization failure rate in couples with well-defined unexplained infertility? A systematic review and meta-analysis [J]. Fertil Steril, 2013, 100 (3): 704-711.

④ Valenti D, La Vignera S, Condorelli RA, et al. Follicle-stimulating hormone treatment in normogonadotropic infertile men [J]. Nat Rev Urol, 2013, 10 (1): 55-62.

⑤ Cissen M, Bensdorp A, Cohlen BJ, et al. Assisted reproductive technologies for male subfertility [J]. Cochrane Database Syst Rev, 2016 Feb 26; 2: CD000360. doi: 10. 1002/14651858. CD000360. pub5.

⑥ Xu X, Yin H, Tang D, et al. Application of traditional Chinese medicine in the treatment of infertility [J]. Hum Fertil (Camb), 2003, 6 (4): 161-168.

⑦ 曾金雄，戴西湖，刘建华，等. 首乌还精胶囊体外对人精子运动能力和受精能力的影响 [J]. 中华男科学杂志，2003 (06): 476-479.

⑧ 廖芝健，周建甫，殷振超，等. 短程补肾疗法对肾虚型弱精子症患者近期精液质量的影响研究 [J]. 中华男科学杂志，2013，19 (02): 159-162.

⑨ Ma WG, Jia JM. The effects and prospects of the integration of traditional Chinese medicine and Western medicine on andrology in China [J]. Asian J Androl, 2011, 13 (4): 592-595.

们回顾了近 20 年来 PubMed、Medline、EMBASE、CNKI、CIAHL 和万方等在线数据库中关于中药治疗男性不育症疗效的文献，总结了中药治疗男性不育症的基础研究和临床研究的进展。

## 一、动物模型的实验研究

许多研究采用性功能障碍或精子异常的动物模型，或与不育症有关的特定中医药模式的动物模型，评估中药对这些模型的作用和潜在作用机制。

### （一）改善精子异常和质量

最近，腺嘌呤（6-氨基嘌呤），一种含氮杂环有机化合物，被用于构建雄性大鼠的不育症模型。腺嘌呤可能通过黄嘌呤氧化酶反应产生大量自由基来影响精子形成和睾酮合成；或者可能与转化生长因子-β（TGF-β）抑制精子形成和促进精母细胞凋亡有关①。由于腺嘌呤诱导的症状与人肾阳虚状态相似，因此，腺嘌呤诱导的雄性不育大鼠模型被用于研究一些中药配方的作用和机制。补肾生精汤是早期应用于男性不育症模型中的中药配方之一②。与非治疗组相比，经腺嘌呤处理后的大鼠使用补肾生精汤 30 天可显著增加精子数量、提高精子质量，并使促黄体生成素、睾酮和 F 化合物的血清水

---

① 黄天伦，夏明珠，任开明．腺嘌呤致雄性不育和慢性肾衰大鼠模型的相关性研究［J］．中国男科学杂志，2003（03）：171-173.

② 岳广平，陈琼，戴宁．补肾生精汤对肾阳虚睾丸功能损害大鼠模型作用的实验研究［J］．中国中西医结合杂志，1997（05）：289-291.

平正常化。这表明补肾生精汤可以改善睾丸功能。

马静等人①研究了温阳生精汤对腺嘌呤诱导雄性不育大鼠的睾丸中转化生长因子-β（TGF-β）超家族中的细胞内信号转导分子Smads基因表达以及精子数量和相关激素水平的影响。他们观察到实验大鼠睾丸的各级生精细胞中均有Smad 1和Smad 2的表达，Smad 2在支持细胞的胞质内也可见阳性表达，两者在间质细胞呈阳性反应；Smad 2在实验大鼠睾丸间质细胞的胞质内有表达，生精细胞及支持细胞呈阳性反应。与正常对照组相比，腺嘌呤诱导的雄性不育大鼠的Smad 1表达明显降低，而Smad 2和Smad 4的表达显著高于正常对照组，与正常对照组相比，温阳生精汤的治疗明显逆转了这些异常改变。此外，与模型组和正常对照组相比，温阳生精汤能够调整腺嘌呤引起的体重、精子数量和血清T水平的变化以及FSH和LH的水平。

在另一项研究中，刘镘利等人②评估了温阳生精汤含药血清对肾阳虚大鼠的睾丸间质细胞中雌二醇（$E_2$）合成以及影响其合成的P450芳香化酶（P450arom）活性、其编码基因CYP19表达的影响。结果显示，模型组大鼠睾丸间质细胞$E_2$分泌明显减少，同时，P450芳香化酶活性受到抑制，CYP19蛋白和信使核糖核酸（mRNA）表达显著降低。使用温阳生精汤含药血清的大鼠，其睾丸间质细胞中的$E_2$分泌大大增加，P450芳香化酶活性上调，其蛋

---

① 马静，王宗仁，卢兹凡，等. 温阳生精汤对肾阳虚不育大鼠睾丸Smads基因表达的调控［J］. 中国中西医结合杂志，2006（12）：1107-1113.

② 刘镘利，王宗仁，南亚明，等. 温阳生精汤含药血清对肾阳虚大鼠睾丸间质细胞中雌激素分泌的影响［J］. 中国中西医结合杂志，2012，32（02）：248-252.

白和 mRNA 的 CYP19 表达根据剂量大小而部分上调。综合起来，这些研究表明，温阳生精汤可以通过多种作用机制改善男性不育症，它可以通过提高血清 T 水平而增加精子数量，通过调节 Smads 基因表达来调节性激素水平，促进精子的生成；或者可以通过上调 P450 芳香化酶的表达来有效提高睾丸间质细胞中的 $E_2$ 分泌。

王旭昀等人①使用同一模型研究右归胶囊对肾阳虚不育大鼠生殖功能的影响。他们发现，右归胶囊可提高腺嘌呤致肾阳虚不育模型大鼠生殖器官的重量，减轻腺嘌呤对睾丸曲细精管及各级生精细胞的损伤作用。这提示右归胶囊可能对生殖功能有一定改善作用。

### （二）调整免疫功能

抗精子抗体被认为通过降低精子浓度、抑制精子活力和影响精子液化来影响受孕②。赖安妮等人③研究了中药胎宝能否抑制不育小鼠模型中的抗精子抗体。与生理盐水治疗组、强的松组和正常生理盐水对照组比较，剂量依赖性的胎宝治疗显著提高了妊娠率和精子植入率；与正常生理盐水组相比，用酶联免疫吸附试验和微量细胞试验测定抗精子抗体，研究结果显示胎宝可降低精子的细胞毒素抗体。在一个免疫性不育症的兔子模型中，中药抑抗灵被用来检测其

---

① 王旭昀，李海松，张宏，等. 右归胶囊对肾阳虚不育模型大鼠生殖功能影响的实验研究［J］. 环球中医药，2014，7（09）：669-672.

② Cui D，Han G，Shang Y，et al. Antisperm antibodies in infertile men and their effect on semen parameters：a systematic review and meta-analysis［J］. Clin Chim Acta，2015（444）：29-36.

③ 赖安妮，宋济范，刘先菊，等. 中药胎宝抑制抗精子抗体的实验研究［J］. 中国中西医结合杂志，1997（06）：360-362.

对血清和精浆抗精子抗体的作用。研究结果显示，与强的松治疗组和正常生理盐水对照组相比，抑抗灵的治疗能够显著降低精浆和血清中抗精子抗体的水平①。这两项关于中药的研究表明，它们可以通过抑制血清和精浆中的抗精子抗体的表达来发挥对免疫系统功能的调节作用，提高精子质量和活性。

### （三）改善血液供应

动脉性勃起功能障碍（AED），也称为勃起性阳痿，是因为动脉疾病或异常造成对海绵体的动脉供血不足②。有学者进行了一系列的研究，探讨中药疏肝益阳胶囊在治疗动脉勃起性阳痿大鼠模型中的作用机制。首先，他们研究了疏肝益阳胶囊对动脉勃起性阳痿大鼠模型的一氧化氮合酶（NOS）和环鸟苷单磷酸（cGMP）分子表达的影响，研究发现，3 种亚型一氧化氮合酶-神经病理性（nNOS）的基因和蛋白表达：在疏肝益阳胶囊治疗过的大鼠模型中，其海绵体组织中的 cGMP 浓度显著高于其他模型组③。然后，研究者研究了疏肝益阳胶囊对血管内皮生长因子（VEGF）、胰岛素样生长因子（IGF）和蛋白激酶 B（Akt1）等细胞因子表达的影响，研究发现，

---

① 崔英霞，黄宇烽，王咏梅，等. 中药抑抗灵治疗抗精子抗体介导的免疫性不育的实验研究 I［J］. 中华男科学杂志，2003（08）：628-631.

② Ghanem H，Shamloul R. An evidence-based perspective to commonly performed erectile dysfunction investigations［J］. J Sex Med，2008，5（7）：1582-1589.

③ Wang J，Wang Q，Liu B，et al. A Chinese herbal formula，Shuganyiyang capsule，improves erectile function in male rats by modulating Nos-CGMP mediators［J］. Urology，2012，79（1）：241. e1-6.

与非治疗组相比，疏肝益阳胶囊可增加治疗组中 VEGF、IGF 和 mRNA 的血浆浓度表达①。这些结果提示，疏肝益阳胶囊的治疗作用可能参与协同效应，如通过增加 NOS 和 cGMP 的表达，调节 NOS-cGMP 通道，上调 VEGF、IGF 和 Akt1 在动脉勃起性阳痿大鼠阴茎海绵体组织中的表达，从而改善血管内皮功能。

### （四）抗感染

大肠杆菌感染是泌尿生殖感染的最常见原因，并且与男性不育症的发生有关②。一项研究评估了中药清淋生精片对感染了大肠杆菌等精子的影响③。研究者观察到大肠杆菌感染引起磷脂酰丝氨酸表达和精子形态的异常改变，用清淋生精片治疗几乎使大肠杆菌引起的所有改变正常化，这项研究证实了清淋生精片抗大肠杆菌的临床疗效。

## 二、中药治疗男性不育症的临床观察

中药可以治疗大部分的男性生育有关的问题。许多研究也证实了中药对男性不育症的治疗作用。

---

① 王济，王琦，刘保兴，等. 疏肝益阳胶囊对动脉性勃起功能障碍大鼠 VEGF、IGF 及 Akt1 激酶表达的影响［J］. 中华男科学杂志，2012，18（02）：184-188.

② Pellati D，Mylonakis I，Bertoloni G，et al. Genital tract infections and infertility［J］. Eur J Obstet Gynecol Reprod Biol，2008，140（1）：3-11.

③ Yu A，Li X，Deng W，et al. Influence of traditional Chinese medicine on spermatozoa infected in vitro with Escherichia coli［J］. Andrologia，2011；43（5）：321-326.

（一）改善血供，治疗阴茎勃起功能障碍

崔云等人①进行了一项临床研究，评估了丹参注射液和柴胡注射液穴位注射疗法对功能性和轻度动脉供血不足引起的阴茎勃起功能障碍的治疗效果。他们将150例功能性和动脉供血不足性勃起功能障碍患者随机分为三组，每组50例，分别为中药穴位注射组、盐酸穴位注射组和口服回春如意胶囊组。注射穴位是关元、足五里和会阴。他们监测了治疗前后国际勃起功能问卷-5评分、症状体征、血清性激素和海绵体合并收缩期峰值流速（PSV）的变化。结果显示，穴位注射丹参注射液和柴胡注射液对功能性和动脉供血不足性勃起功能障碍有治疗效果。该疗法提高了国际勃起功能问卷-5评分，改善了海绵体PSV。研究结果显示中药穴位注射组的总体疗效优于盐酸穴位注射组和口服回春如意胶囊组。

（二）提高精子质量

王志强等人②比较了单用五子衍宗片或配合针刺治疗男性少精子症和弱精子症的疗效。该研究将231例不育症患者分为三组：五子衍宗片组（82例），单纯针刺组（71例），五子衍宗片加针刺组（78例）。针刺穴位可选气海、关元、中极等。研究数据显示，五子

① 崔云，冯奕，陈雷，等. 中药穴位注射治疗勃起功能障碍随机对照研究[J]. 中国针灸，2007（12）：881-885.

② 王志强，黄耀全，梁兵. 电针与中药治疗男性不育少、弱精子症临床观察[J]. 中国针灸，2008（11）：805-807.

衍宗片组有效率为 68.3%，单纯针刺组有效率为 67.6%，五子衍宗片加针刺组有效率为 84.6%。三组的精子密度、活力，以及精子顶体酶活动均有所增加，而在五子衍宗片加针刺组尤其明显。由此可见，在改善精液质量、提高妊娠率方面，中药五子衍宗片加针刺的效果明显优于单纯针刺或中药。

张慧琴等人①研究了补肾生精汤与卵胞浆内单精子注射联合治疗严重少精子症和无精子症，促进妊娠的效果。该研究对 164 例患者使用卵胞浆内单精子注射，其中 82 例在卵胞浆内单精子注射前 2~3 个月额外给予补肾生精汤治疗，另 82 例作为对照组，只接受卵胞浆内单精子注射。他们观察了治疗前后两组精子的密度、活力和畸形率，精液对活性氧类的反应水平，取卵数，平均孕卵移植率，受精率，卵裂率，有效胚胎数和临床妊娠率。他们发现，与对照组相比，卵胞浆内单精子注射加补肾生精汤组的精子密度和活力较高，畸形率和对活性氧类的反应性较低。此外，与单用卵胞浆内单精子注射组比较，卵胞浆内单精子注射加补肾生精汤组也有更高的受精率和临床妊娠率。这表明补肾生精汤有助于降低精液对活性氧类的反应水平、提高精子质量。这种综合治疗方法可有效提高严重少精子症和无精子症患者的自然怀孕能力，或提高他们的精子活力以提高卵胞浆内单精子注射周期的受精率和临床妊娠率。

---

① 张慧琴，赵洪鑫，张爱军，等. 补肾生精汤与卵胞浆内单精子注射治疗男性严重少、弱精子症不育的临床观察［J］. 中国中西医结合杂志，2007（11）：972-975.

（三）改善精子质量

廖芝健等人[①]评价了短程补肾疗法对肾虚型弱精子症患者近期精液质量的影响。根据中医辨证分型，他们将121例肾虚型弱精子症患者分为A组（肾阴虚型）、B组（肾阳虚型）、C组（脾肾亏虚型），分别用右归饮加五子衍宗丸（A组）、金匮肾气丸加五子衍宗丸（B组）、四君子丸加六味地黄丸（C组）进行治疗，每天1次，持续4周。他们用计算机辅助的精子分析系统分析治疗前后患者的精子参数，并对三组进行比较。与基线水平相比，三组患者治疗后精子活力都有显著增加。B组的治愈率和总有效率显著高于A组，但A组和C组，B组和C组之间无显著性差异。这意味着短程补肾疗法能大大改善肾虚型弱精子症患者的近期精液质量，特别是对于肾阳虚证的患者。

（四）提高精子活力

曾金雄等人[②]研究了首乌还精胶囊含药血清对人体精子活力和受精能力的影响。该研究将人体精子与首乌还精胶囊含药血清在体外共同培养。计算机辅助精液分析数据显示，共同培养的首乌还精胶囊血清显著改善精子运动速度、精子头部侧置振幅和鞭毛摆动频率及前向运动、精子密度、精顶体反应率、卵子受精率和受精指数。

---

① 廖芝健，周建甫，殷振超，等. 短程补肾疗法对肾虚型弱精子症患者近期精液质量的影响研究［J］. 中华男科学杂志，2013，19（02）：159-162.

② 曾金雄，戴西湖，刘建华，等. 首乌还精胶囊体外对人精子运动能力和受精能力的影响［J］. 中华男科学，2003（06）：476-479.

首乌还精胶囊含药血清的刺激作用呈剂量依赖性。这表明首乌还精胶囊可以提高人体精子活力和受精指数。在另一项研究中，韩强等人①研究了益肾种子丸与五子衍宗丸对肾虚精亏型弱精子症患者精子活力的影响。该研究将 134 例患者随机分为益肾种子丸组（67 例）和五子衍宗丸组（67 例）。两组的治疗过程都是 1 个月。观察治疗前后两组精子活力、临床疗效及中医症状积分的变化。研究结果显示，与基线相比，治疗后两组的 a 级精子和 a + b 级精子百分率均增高。但是益肾种子丸组的 a 级精子和 a + b 级精子百分率增高幅度高于五子衍宗丸组。益肾种子丸组总有效率高于五子衍宗丸组。益肾种子丸组的中医症状得分优于五子衍宗丸组。研究显示，益肾种子丸治疗肾虚精亏型弱精子症患者效果良好，能有效提高精子的活力。

### （五）促进精液液化

张新东等人②研究了前列倍喜胶囊治疗精液不液化的疗效和作用机制。他们将 240 例精液不液化患者随机分为治疗组（180 例）和对照组（60 例），分别口服前列倍喜胶囊和复合蛋白锌片。治疗历时 2 个疗程，每个疗程 45 天，研究者观察并记录患者精液变化。他们发现，在第 1 疗程后，治疗组患者中 144 例痊愈，12 例有效，24 例无效。第 2 疗程后，治疗组患者 158 例痊愈，7 例有效，15 例无效，有效率为 91.67%。同时，治疗组患者的精子活力明显提高，与

---

① 韩强，刘殿池，王福，等. 益肾种子丸治疗肾虚精亏型弱精子症的临床研究［J］. 中国中西医结合杂志，2015，35（09）：1050-1053.

② 张新东，金保方，周玉春，等. 前列倍喜胶囊治疗精液不液化 180 例临床研究［J］. 中华男科学杂志，2009，15（07）：665-668.

对照组比较有显著差异（P<0.01）。这表明前列倍喜胶囊通过改善前列腺功能，可缩短精液液化时间从而有效地液化精液。

孙祥宙等人①也研究了前列倍喜胶囊治疗精液不液化的疗效和作用机制。该研究中190例患有精液不液化的患者被给予前列倍喜胶囊治疗1~2疗程（每个疗程为3周）。在完成1个疗程治疗的190例患者中，99例有效，91例无效，有效率为52.1%。在完成2个疗程治疗的122名患者中，81例有效，41例无效，有效率为66.4%。同时，完成2个疗程治疗的患者的精子密度得到改善，完成1个疗程治疗的患者的精子活力略有改善。以上结果差异有统计学意义（P<0.05）。研究者证实前列倍喜胶囊治疗精液不液化既安全又有效，并可缩短精液液化时间。

### （六）提高抗精子抗体转阴率

中药在治疗男性免疫性不孕症方面可以起到重要的作用。目前有大量临床研究证实中药对促进抗精子抗体转阴和纠正多重免疫紊乱有作用。他们发现中药比常规药物具有更多的积极作用。

有学者②观察了中药经验方抑抗汤对男性免疫性不育症的疗效。他们将100例男性免疫性不育症患者作为治疗组给予抑抗汤治疗，另100例同样病症的患者给予类固醇泼尼松治疗。经过对两组患者进行体格检查、常规精液和前列腺检查、血清或精浆中是否存在抗

---

① 孙祥宙，杨槐，高勇，等. 前列倍喜胶囊治疗精液不液化的多中心临床观察［J］. 中华医学杂志，2011（16）：1100-1103.

② Sun Z，Bao Y. TCM treatment of male immune infertility-a report of 100 cases［J］. J Tradit Chin Med，2006；26（1）：36-38.

精子抗体（AsAb）和支原体的检查，他们发现：①治疗后两组的血清和精浆抗精子抗体（AsAb）水平均显著下降（$P<0.01$），治疗组疗效更显著。②治疗后两组精子密度和运动精子百分率均显著增加，而治疗组增加幅度则显著高于对照组。③治疗组的配偶的妊娠率高于对照组（$P<0.01$）。④治疗后，两组的精子凝集率均降低，但治疗组疗效更加明显。⑤在中药治疗和类固醇泼尼松治疗结束后，治疗组症状改善率和疗效稳定性大大优于对照组（$P<0.01$）。因此他们认为抑抗汤治疗男性免疫性不育症比类固醇泼尼松更为稳定。

卢太坤等人①研究了另一个中药经验方——虎杖丹参饮对男性免疫性不育症的疗效。他们将 90 例免疫性不育症男性随机分为两组，治疗组 60 例，给予虎杖丹参饮治疗，另外一组 30 例作为对照组，给予口服泼尼松治疗。治疗后两组临床症状均改善（$P<0.01$），治疗组临床症状改善情况优于对照组（$P<0.01$），尤其是改善腰膝酸软、会阴睾丸坠胀、性欲强烈、局部疼痛症状明显。与治疗前相比，治疗组精子活力和活动率显著提高（$P<0.01$），精子密度也有改善（$P<0.05$）。因此，他们认为中药虎杖丹参饮治疗男性免疫性不育症比口服泼尼松更有效。它可以提高抗精子抗体转阴率、改善临床症状和精子质量，且无明显不良反应。

连方等人②比较了应用中药经验方贞芪转阴汤配合适时宫腔内

---

① 卢太坤，欧阳洪根，金冠羽，等. 虎杖丹参饮治疗免疫性不育男性的临床研究［J］. 中华男科学杂志，2006（08）：750-755.

② 连方，张宁，张建伟，等. 贞芪转阴汤配合宫腔内人工授精治疗女性抗精子抗体阳性脾肾两虚型不育症的临床观察［J］. 中国中西医结合杂志，2002（02）：95-97.

人工授精（IUI）和分别单用贞芪转阴汤，或单用适时宫腔内人工授精治疗女性抗精子抗体（AsAb）阳性的不育症患者的效果。该研究将130例患者随机分为三组，A组34例，用贞芪转阴汤配合适时宫腔内人工授精治疗；B组34例，单纯使用贞芪转阴汤；C组35例，单纯使用适时宫腔内人工授精。他们发现三组的阳性抗精子抗体转阴率分别为76.47%（26/34）、82.35%（28/34）和8.57%（3/35）。A组妊娠率为41.18%（14/34），转阴妊娠率为50.0%（13/26）；B组上列数据分别为20.59%（7/34）和21.43%（6/28）；C组妊娠率为11.43%（4/35）。A组妊娠率明显高于B组和C组（$P<0.01$）。A、B两组中医证候有效率分别为88.23%和91.18%（$P>0.05$）。A、B两组治疗后CD4下降，CD8上升，CD4和CD8的比值下降，与本组治疗前和C组治疗后比较有很大差异（$P<0.05$）。因此他们认为，贞芪转阴汤配合适时宫腔内人工授精对于治疗AsAb阳性不育症的疗效优于单用贞芪转阴汤或单用适时宫腔内人工授精。

### （七）治疗附属性器官疾病引起的不育

#### 1. 改善精索静脉曲张引起的不育

精索静脉曲张是与睾丸连接的精索中静脉的异常扩张和扭曲（静脉曲张），约15%的健康男性和约40%的不育男性患有精索静脉曲张。虽然目前还不清楚其对生育能力有多大影响，或者以何种机制影响生育能力，但其可以升高睾丸温度，这可能会影响精子的生成、运动和形态。戚广崇等人①进行了一项研究，用中药配方通精冲剂治疗精索静脉曲张所致的不育症与手术治疗的疗效相比较。该研究将 75 例轻度或重度精索静脉曲张引起的男性不育症患者分为两组：通精冲剂组（44 例）和手术组（31 例），手术治疗为高位结扎精囊静脉和（或）下腹静脉分流手术。数据显示两组间结果无显著差异。这表明通精冲剂在治疗精索静脉曲张引起的不育症方面取得了与手术相同的效果。在另一项研究中，阎乐法等人②研究了精灵口服液在精索静脉曲张不育手术后治疗的临床效果。该研究将 60 例患者随机分为两组，精灵口服液治疗组 30 例和肌肉注射人绒毛膜促性腺激素（HCG）30 例。他们发现，精灵口服液治疗组精液中超氧化物歧化酶和精浆锌在治疗结束时明显增高，而在注射组中未见。与注射组相比，精灵口服液治疗显著提高了患者精液质量。而且，精灵口服液治疗组患者的妊娠率明显高于注射组。这表明精灵口服液治疗可以改善精索静脉曲张不育手术后患者的精浆和精子质量，提高配偶妊娠率。

2. 改善附属腺体感染引起的男性不育症

孙洁等人③研究了清热毓麟汤对附性腺炎引起的男性不育症的治疗效果。该研究将 60 例附性腺炎引起的不育症患者分为两组：清热

---

① 戚广崇，陆寄坤，阚钦林，等. 通精冲剂与手术治疗精索静脉曲张不育症的临床研究［J］. 中国中西医结合杂志，2001（06）：412-415.

② 阎乐法，姜梅芳，邵瑞云，等. 精灵口服液治疗精索静脉曲张不育手术后的临床观察［J］. 中国中西医结合杂志，2004（03）：220-222.

③ 孙洁，周安方，丁彩飞，等. 清热毓麟汤治疗男性附性腺炎不育的临床观察［J］. 中国中西医结合杂志，2006（10）：877-880.

毓麟汤治疗组和抗生素加维生素 E 药物治疗组，分别治疗 3 个月。治疗结束时，结果显示清热毓麟汤治疗组治愈率为 26.7%，显效率为 43.3%，有效率为 16.7%，总有效率为 86.7%，而维生素 E 药物治疗组上列数据分别为 6.7%、30.0%、40.0%和 76.7%，前者治愈率和总有效率均高于后者。两组的精子质量、平均液化时间、精子存活率和活动力均有显著改善，清热毓麟汤治疗组疗效优于药物治疗组。研究表明，中药配方清热毓麟汤不仅具有抗炎作用，而且能够提高精子质量，使患者配偶妊娠率提高。

**结论**

（1）这些综述表明中药在治疗男性不育症方面可发挥重要作用，多个有效配方可以解决男性性功能障碍、精子障碍以及其他男科疾病。

（2）传统中医药的经验方是成功治疗男性不育症的方法之一。由于单一中药的药效较低，经试验没有任何单味中药是完全有效的，因此临床医生中药配伍的经验是非常重要的。

（3）男科在传统中医学中已经是一个成熟的领域，在将来还有进一步发展的空间。

（4）一些研究者认为，以中西医结合方式治疗患者可以比单独地使用中医或者西医治疗取得更好的疗效。(文晓燕中译)

## 第三节　中医药支持辅助生殖技术的研究

辅助生殖技术是英国科学家罗伯特·爱德华教授（1925—2013）发明的一项医疗技术，罗伯特·爱德华教授因此获得 2010 年诺贝尔生理学和医学奖；它给人类带来了治疗不孕症的革命性进步，已成为世界各地现代医学中一项成熟的治疗不孕症的常规手段。起初，辅助生殖技术的成功率不高，但近年来成功率逐渐提高。在此过程中，中医药发挥了显著的支持作用，应引起重视。

辅助生殖技术有 5 种主要的治疗方法。

（1）宫腔内人工授精：宫腔内人工授精是一种最简单的辅助生殖技术。它包括收集精子、处理精子，然后将准备好的精子植入排卵期女性的子宫。它通常适用于由男性原因造成的不孕。

（2）体外受精：体外受精是最典型的辅助生殖技术。一般来说，先分别收集精子和卵子，然后将它们放在实验室的培养皿中，胚胎学家观察是否受精以及之后胚胎是否进行细胞分裂。在第 2~5 天，优质胚胎将被放回子宫内。体外受精有 3 种方式，第 1 种是自然周期体外受精法，即在女性生育过程中不用药物，而遵循自然周期；第 2 种是传统的试管受精方法，即使用大剂量的生育药物来刺激多个卵泡和胚胎的生长；第 3 种是轻度干预，即在女性的自然周期中进行体外受精，只使用小剂量的生育药物，目的是产生高质量的卵子，而不是排出大量卵子。

（3）卵母细胞体外成熟：卵母细胞体外成熟就是于一个自然周期中，从女性的卵巢中取出未成熟的卵子，然后在实验室中进行培养；当卵子达到足够的成熟度，通过卵细胞质内单精子注射实现受精。这项技术适用于卵巢储备功能不足的患者。

（4）玻璃化冷冻技术：玻璃化冷冻技术是冷冻卵子、精子和胚胎的方法。这样，它们可以在实验室中保存，以便在合适的时间被植入体内，继续发育。

（5）卵细胞质内单注射精子：卵细胞质内单注射精子能够在男性不育的情况下帮助其配偶正常受精。胚胎学家会把优选的精子注入卵子的细胞质内使之受精。

## 一、中医药促进辅助生殖技术的研究现状

1999年，Stener-Victorin首次报道针灸能提高体外受精的临床妊娠率，针灸在辅助生殖技术的应用引起了国际社会的极大兴趣。近年来，一百多个临床试验对针灸、中药、饮食等进行了研究，以检验其对体外受精的促进作用。

### （一）针灸

欧洲有许多不孕不育中心提供针灸作为辅助生殖技术的常规补充。德国的Nedeljković M等人①在2013年研究了针灸对辅助生殖技术的促进作用，他们对在瑞士、德国和奥地利的生育中心的针灸介入情况进行了随机对照观察。他们调查了180个不孕不育中心：33个（38.4%）不孕不育中心提供针灸治疗（N = 86，应答率为47.8%）。提供针灸治疗的不孕不育中心里有39.4%的中心针灸穴位的选择为标准化或半标准化（24.2%）；27.3%的中心针灸穴位根据

① Nedeljkovió M，Bouzas-Ammann G，Zimmermann L，et al. Modalities of acupuncture treatments in assisted reproductive technology—a comparison of treatment practice in Swiss，German，and Austrian fertility centers with findings from randomized controlled trials［J］. Forsch Komplementmed，2013，20（2）：112-118.

个体化的中医诊断进行选择。体针刺激最常用（84.8%）。一些不孕不育中心增加了耳针（24.2%）和艾灸（21.2%）。提供治疗者主要是有行医资格的针灸师（84.8%）。

1. 针灸与艾灸

在中国，针灸治疗是主流医学的一部分，所以中国的医疗团队一直在广泛深入地进行针灸相关的研究，以证明其效果。陈芊等人[①]进行了一项研究，将 114 例在黄体期采用标准的长期治疗的体外受精-胚胎移植的患者随机分为观察组和对照组，每组各 57 例。在观察组，从排卵诱导开始，患者接受的治疗为在神阙穴实施艾灸，在中极、关元、气海、子宫等穴位进行针刺，直到受精卵植入日，此为第 1 次治疗。总共需要 3 次治疗。对照组不采用艾灸和针刺干预。观察两组在注射人绒毛膜促性腺激素（HCG）当日的子宫内膜形态、内膜下血流指数、血清雌二醇（$E_2$）水平、孕酮（P）、促黄体素（LH）以及促性腺激素（Gn）的使用时间和剂量、卵母细胞数、优质胚胎数、胚胎种植率和临床妊娠率等指标。他们发现，在体外受精-胚胎移植治疗中，针灸影响人绒毛膜促性腺激素（HCG）注射当日雌激素水平，提高优质胚胎率，改善子宫内膜血流状态，改善子宫内膜容受性，因此，该方法可作为改善体外受精-胚胎移植结果的辅助治疗方法。

---

① 陈芊，郝翠芳. 针灸对体外受精-胚胎移植者妊娠结局的影响［J］. 中国针灸，2015，35（04）：313-317.

巴西的 Villahermosa DI 等人①在 2013 年进行试验，评估了针刺和艾灸在接受体外受精治疗，但胚胎着床失败的情况下辅助治疗的有效性。他们对 84 例曾有至少 2 次不成功的体外受精经历的不孕症患者进行了一项随机对照临床试验。患者被随机分为对照组（n=28）、假针刺组（n=28）和针刺组（n=28）。通过人绒毛膜促性腺激素 β 亚单位测定（β-HCG text）和随后的阴道超声来评估目前体外受精治疗周期中的妊娠率。在开始进行排卵诱导的第 1 天、第 7 天和胚胎移植后进行针灸。对于针刺组患者，在 9 个穴位进行艾灸治疗（肝俞、三焦俞、肾俞、志室、中极、关元、石门、阳交、命门），在另外 12 个穴位进行针刺。对于假针刺组患者，在 8 个非穴位处进行假针刺。结果发现，针刺组的临床妊娠率明显高于对照组和假针刺组（分别为 35.7%、7.1%和 10.7%，P=0.0169）。因此，他们认为在胚胎移植失败时，进行针灸作为辅助治疗可以提高再次接受体外受精治疗的患者的妊娠率。

Magarelli PC 等人②于 2009 年探索接受体外受精治疗的不孕症患者血清中皮质醇和泌乳素是否受到针灸的影响。研究者将 67 例育龄期且正接受体外受精的不孕症患者随机分为对照组（体外受精，无针灸）和治疗组（体外受精，有针灸）。研究者将对照组和治疗组

---

① Villahermosa DI, Santos LG, Nogueira MB, et al. Influence of acupuncture on the outcomes of in vitro fertilisation when embryo implantation has failed: a prospective randomised controlled clinical trial [J]. Acupunct Med, 2013, 31 (2): 157-161.

② Magarelli PC, Cridennda DK, Cohen M. Changes in serum cortisol and prolactin associated with acupuncture during controlled ovarian hyperstimulation in women undergoing in vitro fertilization-embryo transfer treatment [J]. Fertil Steril, 2009, 92 (6): 1870-1879.

的患者的结果进行了比较。他们发现治疗组患者血清中皮质醇水平在体外受精治疗第7、8、9、11、12和13天显著高于对照组。同时，治疗组患者的泌乳素水平在体外受精治疗的第5、6、7和8天显著高于对照组。所以他们认为，体外受精治疗用药期间，针灸能够使血清中皮质醇和泌乳素水平得到有益的调节，趋向更正常的生育周期水平。

Hullender Rubin LE等人①2013年在美国回顾分析临床资料，来分析克雷格治疗计划（Craig protocol）对供体和非供体体外受精的影响，观察指标包括婴儿安全出生率、生化妊娠率、不良后果和各年龄组的非供体周期的婴儿安全出生率。该研究是回顾性研究。病人接受供体（n=70）或非供体（n=402）胚胎移植。克雷格治疗计划包括以下针灸穴位：百会、气海、归来、地机、内关、太冲，以及左耳的神门、脑和右耳的子宫、内分泌。胚胎植入后针灸的穴位包括合谷、血海、足三里、太溪，以及左耳的子宫、内分泌和右耳的神门、脑。怀孕24周以上的活产率是主要的观察指标。在非供体周期，婴儿活产率在各年龄组无显著差异，生化妊娠和不良结果均无显著差异。在供体体外受精的周期中，针灸组的活产率更高。在研究中，并未发现克雷格治疗计划降低活产率的情况。事实上，克雷格治疗计划与供体周期中较高的活产率有关。这些研究结果还需要进行更好的设计和随机对照研究进一步证实。

---

① Hullender Rubin LE，Opsahl MS，Taylor-Swanson L，et al. Acupuncture and in vitro fertilization：a retrospective chart review ［J］. J Altern Complement Med，2013，19（7）：637-643.

2. 经皮穴位电刺激与电针

经皮穴位电刺激是将电极贴片贴在穴位表皮进行电刺激，非常适合那些害怕针灸的患者；电针是指将针灸的针柄连接一个电极，这可以更强地刺激相关穴位和经络，提高治疗效果。两者均能治疗激素紊乱的患者，提高其相关激素水平，使体外受精成功率更高。

有研究①探讨经皮穴位电刺激对卵巢储备功能不足患者接受体外受精-胚胎移植时卵巢储备功能的影响。该研究将患者随机分为针灸仪经皮穴位电刺激组、机器安慰组、人工子宫内膜周期治疗组与对照组。电极贴片被固定在中极、关元、子宫、天枢、肾俞、腰阳关和命门。治疗开始的频率为 2 赫兹，可耐受强度为 20~25 毫安，持续 30 分钟，每日 1 次，每周为 1 个疗程。在 3 个疗程后，于排卵周期继续进行治疗，直到卵子取出为止。

他们发现，窦状卵泡数和抗米勒管激素（AMH）水平明显升高，而雌激素（$E_2$）、促卵泡激素（FSH）、促卵泡激素与促黄体素的比值（FSH/LH）在经皮穴位电刺激和人工子宫内膜周期治疗后明显下降，治疗后，这两组中的获卵数和胚胎移植的平均数均高于机器安慰组和对照组。针灸仪经皮穴位电刺激组临床妊娠率明显高于其他三组。因此，他们认为针灸仪经皮穴位电刺激治疗和人工子宫

---

① Xu XJ, Jia WN, Cheng SH, Zhong YM, et al. Effect of traditional Chinese comprehensive therapy on gestation in patients with previously failed in vitro fertilization and embryo transfer [J]. Journal of Traditional Chinese Medicine, 2015, 35 (04): 428-433.

内膜周期治疗均可以改善患者的内分泌水平、增加获得的卵母细胞数量和提高胚胎质量。针灸仪经皮穴位电刺激治疗可提高体外受精-胚胎移植周期中卵巢储备功能不足患者的临床妊娠率。

还有研究①在 2011 年观察 309 例小于 45 岁的正进行冷冻胚胎移植的患者，其中一部分患者进行卵细胞质内单精子注射。受试者被随机分为三组：针灸仪经皮穴位电刺激治疗组患者于受精卵植入后 30 分钟进行治疗（n=99）；单次针灸仪经皮穴位电刺激治疗组患者于受精卵植入后 30 分钟进行治疗（n=110）；双次针灸仪经皮穴位电刺激治疗组于受精卵植入前 24 小时和植入后 30 分钟进行治疗（n=100）。他们发现，针灸仪经皮穴位电刺激治疗组的临床妊娠率（29.3%）、胚胎种植率（15%）和出生率（21.2%）均显著低于其他两组。因此，他们认为针灸仪经皮穴位电刺激，特别是双次针灸仪经皮穴位电刺激，可以显著改善胚胎移植的临床结果。

3. 耳穴刺激

2014 年发表的一篇文章探讨了耳穴贴压是否可以缓解经阴道取卵的体外受精患者的焦虑症，以及它是否可以改善体外受精的结果②。他们研究了 305 例因输卵管阻塞、医生推荐接受体外受精的不孕症患者。这些患者被随机分为对照组（n=102），该组患者只接受

---

① Zhang R, Feng XJ, Guan Q, et al. Increase of success rate for women undergoing embryo transfer by transcutaneous electrical acupoint stimulation: a prospective randomized placebo-controlled study [J]. Fertil Steril, 2011, 96 (4): 912-916.

② Qu F, Zhang D, Chen LT, et al. Auricular acupressure reduces anxiety levels and improves outcomes of in vitro fertilization: a prospective, randomized and controlled study [J]. Sci Rep, 2014 May 22; 4: 5028. doi: 10. 1038/srep05028.

体外受精的常规治疗；假耳穴贴压组（$n$=102），该组患者在耳穴三焦、胃和大肠进行贴压；耳穴贴压组（n=101），该组患者在耳穴神门、内分泌和内生殖器进行贴压。受试者须每日4次按压穴位，每次15分钟，直到局部耳郭肿胀、充血、疼痛。耳穴贴压两耳同时进行。耳穴贴压持续治疗6天。该研究通过Spiel-Berger考试焦虑量表和阿姆斯特丹术前焦虑与信息表来评价患者焦虑水平，同时收集临床妊娠率（CPR）、植入率（IR）和出生率（LBR）等数据。用ELISA检测卵泡液中神经肽Y（NPY）和转化生长因子-α（TGF-α）水平及其在调节卵巢功能和卵泡发育中发挥的作用。治疗后，耳穴贴压组的焦虑水平、术前焦虑和对信息的需求明显降低，而CPR、IR、LBR和NPY水平均明显高于假耳穴贴压组和对照组。所以他们认为耳穴贴压能帮助减少患者在接受体外受精治疗期间产生的焦虑并改善治疗效果，这可能是由于耳穴贴压能提高卵泡液中神经肽Y的水平。

研究表明针灸治疗在胚胎移植之前或之后实施对临床整体结果没有影响①②。在一项研究中，总共有635例接受体外受精或卵细胞质内单精子注射治疗的患者，其中314例患者按照中医辨证原则接受针灸治疗。对照组中的321例患者使用安慰对照针进行安慰针灸。治疗组和对照组的持续妊娠率分别为27%和32%。治疗组的活产率

---

① Madaschi C, Braga DP, Figueira Rde C, et al. Effect of acupuncture on assisted reproduction treatment outcomes [J]. Acupunct Med, 2010, 28 (4): 180-184.

② Cheong YC, Dix S, Hung Yu Ng E, et al. Acupuncture and assisted reproductive technology [J]. Cochrane Database of Systematic Review. 2013, 26 (7): CD006920. doi: 10. 1002 /14651858. CD00 69 20. pub3.

为25%，对照组为30%。他们的研究结果认为针灸起了消极作用①。

有学者认为，在体外受精治疗的过程中使用针灸与妊娠率的提高是无关的，但患者的确因为针灸变得更轻松、更乐观②。还有学者认为，在试验组中，妊娠率变低，而不是变高③。

有一些研究证实，针灸对于那些卵巢储备功能不足的患者和那些曾经接受人工授精治疗失败的患者来说，能改善子宫内膜血流状态和子宫内膜容受性，提高临床妊娠率，缓解与体外受精治疗有关的焦虑，改善体外受精的治疗效果；但有些研究认为针灸不具有显著影响……这样看来，中医面临的最重要的挑战就是如何通过现代技术证明疗效，扩大影响。笔者认为，针灸的效果可能受不同的技术、不同执业者的操作能力、是否在适宜的时间进行等条件影响，因此探索如何在最佳状态下进行针灸可能是提高针灸疗效的关键。

### （二）中药

近10年来，通过中药来辅助生殖的报道较多。这些研究的主要目的是提高辅助生殖技术的临床妊娠率和出生率。有研究④探讨了影

---

① Andersen D，LØssl K，Nyboe Andersen A，et al. Acupuncture on the day of embryo transfer：a randomized controlled trial of 635 patients［J］. Reprod Biomed Online，2010 Sep；21（3）：366-372.

② Domar AD，Meshay I，Kelliher J，et al. the impact of acupuncture on in vitro fertilization outcome［J］. Fertility and Sterility，2009，91（3）：723-736.

③ Manheimer E，van der Windt D，Cheng K，et al. The effects of acupuncture on rates of clinical pregnancy among women undergoing in vitro fertilization：a systematic review and meta-analysis［J］. Human Reproduction Update，2013，19（6）：696-713.

④ 陆柳如，吴克明. 中医药在体外受精-胚胎移植技术中的研究现状［J］. 中国中药杂志，2015，40（16）：3142-3146.

响妊娠率和出生率的因素，主要包括卵巢功能紊乱和子宫内膜容受性低，导致胚胎着床困难、早期流产和妊娠失败。所以他们认可中医在协助体外受精-胚胎移植过程的积极努力，以及中医在改善卵巢功能，治疗卵巢过度刺激综合征（OHSS），改善卵泡、胚胎质量和子宫内膜容受性以及保护胎儿方面取得的积极效果。

郭佳等人①研究补肾养血活血中药对辅助生殖技术控制性超促排卵（COH）周期的影响。他们进行了大样本随机对照试验，年龄小于42岁的不孕症患者（排除因输卵管因素和男性不育因素）被随机分配到治疗组和对照组，每组各184例。两组均接受COH常规治疗。治疗组患者从促排卵周期月经第2~3天到取卵日接受补肾养血活血中药辅助治疗。观察两组的血清激素水平、促性腺激素用量和用药天数、获卵数、受精以及胚胎情况，并进行比较。结果显示，治疗组的子宫内膜厚度（10.85±1.63mm）大于对照组（10.50±1.49mm），治疗组优质胚胎率和冷冻率（48.9%和39.7%）优于对照组（45.4%和35.8%），差异有统计学意义。人绒毛膜促性腺激素注射日，血清雌二醇、孕酮、促黄体素、促性腺激素用量和用药天数、获卵数、受精率、卵裂率等都显现积极趋势，但与对照组相比差异无统计学意义。他们认为，补肾养血活血中药和促性腺激素联合应用可提高胚胎质量，改善子宫内膜状态，为提高体外受精-胚胎移植的成功率奠定基础。除此之外，中药可以从不同的方面提高辅助生殖技术的成功率。

---

① 郭佳，李东，刘承，等. 补肾养血活血中药对超促排卵周期干预作用的随机对照研究［J］. 中国中西医结合杂志，2013，33（04）：484-487.

1. 提高子宫内膜容受性

有研究①探讨了中药在改善子宫内膜血流，提高体外受精-胚胎移植成功率中所起的作用。子宫内膜血流与子宫内膜容受性直接相关，从而影响体外受精-胚胎移植结果。他们证实中药能够促进子宫内膜血管的生成，从而促进胚胎着床。研究已经证实了补肾益精活血方（菟丝子、熟地黄、覆盆子、山茱萸、肉苁蓉、枸杞子、黄芪、山药、白术、香附、当归、川芎、赤芍、丹参、鸡血藤）能通过调节多种血管生长因素，促进子宫内膜血管的形成，调节一氧化氮水平，抑制子宫平滑肌收缩。

丁彩飞等人②研究中药配方苍附导痰汤对多囊卵巢综合征不孕症患者子宫内膜容受性的影响和作用机制。对照组为行人工授精有正常排卵的已婚女性 298 例，患者均未接受任何药物治疗。另 355 例接受卵巢刺激治疗的多囊卵巢综合征患者作为治疗组。根据随机数字表将治疗组分为治疗 I 组（195 例）和治疗 II 组（160 例）。治疗 I 组患者给予枸橼酸氯米芬片+人绝经期促性腺激素+人绒毛膜促性腺激素，而治疗 II 组除此之外，还服用苍附导痰汤加减方。疗程均为 3 个月经周期。他们观察了各组的妊娠率、子宫内膜厚度及螺旋动脉搏动指数、阻力指数及胰岛素抵抗情况。此外，以

① 郭佳，王丽娜，李东．改善子宫内膜血流状态提高体外受精-胚胎移植成功率的中医研究与思考［J］．中西医结合学报，2011，9（12）：1301-1306．

② 丁彩飞，王晨晔，杨欣，等．苍附导痰汤加减方对多囊卵巢综合征不孕症患者子宫内膜容受性的影响［J］．中国中西医结合杂志，2014，34（11）：1297-1301．

蛋白质印迹法（Western blot）检测解偶联蛋白 2 水平。治疗 1 年后，对照组妊娠率为 16.1%（48/298），治疗 I 组妊娠率为 23.1%（37/160），治疗 II 组妊娠率为 33.8%（66/195）。与对照组相比，治疗组妊娠率明显升高。所以他们认为苍附导痰汤加减方能提高多囊卵巢综合征不孕症患者妊娠率，这可能是因为苍附导痰汤加减方能改善子宫动脉血流和胰岛素抵抗，增强解偶联蛋白 2 的表达，并最终改善子宫内膜容受性。

连方等人①在 2013 年探讨补肾中药方剂对不孕症患者胚胎着床期子宫内膜 DNMT1 蛋白表达的影响。在不孕不育症患者的体外受精-胚胎移植过程中，补肾中药方剂作为辅助治疗，可减少促性腺激素的用量，缩短治疗时间，减轻临床症状，提高临床妊娠率。治疗后 DNMT1 蛋白表达增强可能会提高子宫内膜容受性，进而提高临床妊娠率。

2. 提高卵巢储备功能

张争等人②研究中药疏肝补肾方在辅助治疗卵巢储备功能不足患者体外受精-胚胎移植周期低反应中应用的临床疗效。该研究将

---

① 连方，王瑞霞，马凤梅，等. 补肾方药对肾阴虚不孕患者 IVF-ET 结局及着床期子宫内膜 DNMT1 表达的影响［A］. 中华医学会、中华医学会妇产科学分会. 中华医学会第十次全国妇产科学术会议妇科内分泌会场（妇科内分泌学组、绝经学组、计划生育学组）论文汇编［C］. 中华医学会、中华医学会妇产科学分会：中华医学会，2012：2.

② 张争，张学红，何天有. 疏肝补肾法辅助治疗对卵巢储备功能不足患者 IVF-ET 周期低反应的研究［J］. 中国中西医结合杂志，2015，35（10）：1170-1174.

84 例接受体外受精-胚胎移植的患者分为试验组（疏肝补肾方辅助治疗）和对照组，按随机数字表分类，每组各 42 例。对照组患者接受控制性超促排卵治疗和体外受精-胚胎移植。试验组在此之外接受疏肝补肾方辅助治疗，每天 1 剂。记录基因重组人促卵泡素（γ-FSH）使用剂量和使用时间，人绒毛膜促性腺激素（HCG）注射日血清雌二醇水平。在取卵日雌二醇水平、获卵数、MⅡ卵数、卵母细胞与双原核胚胎数、便携胚胎数、优质胚胎数均与中药剂疏肝补肾方辅助治疗呈正相关（P<0.05，P<0.01）。与对照组相比，试验组 HCG 注射日和取卵日血清雌二醇水平明显升高，卵母细胞数量、可移植胚胎数均增加，差异有统计学意义（P<0.05，P<0.01）。两组在临床妊娠率、流产率方面差异无统计学意义（P>0.05）。所以他们认为，中药辅助治疗可改善卵巢储备功能不足患者体外受精-胚胎移植时的卵巢反应性，增加获卵数，提高卵母细胞的质量和增加胚胎数。还有研究①探讨了具有巨噬细胞活性的复方中药在提高不明原因长期不孕女性胚胎质量上的临床疗效。在这项研究中，有 30 例长期不孕的患者，在经过 3 个周期以上的辅助生殖技术后，并没有怀孕。经过观察，具有巨噬细胞活性的复方中药显著提高晚期囊胚优质率，从 18.7±16.2%到 36.1±27.1%（P<0.01）。所有患者早期优质囊胚率增加。对其中 19 例需使用晚期囊胚胚胎移植的患者，应用具有巨噬细胞活性的复方中药显著提高了晚期囊胚率，从

---

① Ushiroyama T, Yokoyama N, Hakukawa M, et al. Clinical efficacy of macrophage-activating Chinese mixed herbs (MACH) in improvement of embryo qualities in women with long-term infertility of unknown etiology [J]. Am J Chin Med, 2012, 40 (1): 1-10.

初始值14.8± 11.2%到21.1±23.1%（P<0.05）。此外，具有巨噬细胞活性的复方中药能显著降低血浆促卵泡激素，取卵日浓度从14.4±3.2到10.5±2.4 mIU/ml（P<0.05）。在疑难病例中应用具有巨噬细胞活性的复方中药能够改善胚胎质量。

有学者①研究中药复方（补肾调经方）在体外受精-胚胎移植超排卵周期中提高患者卵母细胞和胚胎质量的作用和机制。58例正在进行体外受精-胚胎移植的不孕症患者被随机分为两组。其中治疗组30例，用补肾调经方与促性腺激素释放激素类似物/促卵泡激素/人绒毛膜促性腺激素（GnRHa/FSH/HCG）联合治疗，对照组28例仅接受GnRHa/FSH/HCG治疗。通过Western blot检测成熟卵泡液中GDF-9含量，通过适时定量PCR检测颗粒细胞中GDF-9的表达。他们发现，治疗组卵泡液中GDF-9含量和颗粒细胞中GDF-9的表达显著高于对照组（P<0.05）。治疗组卵母细胞数、受精率、优质胚胎率、妊娠率均显著高于对照组，促性腺激素释放激素类似物剂量与卵母细胞卵裂率两组无显著性差异。所以他们认为，补肾调经方能提高体外受精-胚胎移植的妊娠率，其机理可能是通过调节GDF-9在卵泡液和颗粒细胞中的含量实现的。

---

① Chang Xiufeng, Du Huilan, Gao Xing. Effect of bushen tiaojing recipe on growth differentiation factor-9 in tubal infertility patients undergoing in vitro fertilization-embryo transfer [J]. Chinese journal of integrated traditional and western medicine, 2011, 31 (6).

### 3. 促进体外受精-胚胎移植失败患者妊娠

有研究①观察中医综合治疗辅助治疗那些肾虚、肝郁、血瘀型体外受精-胚胎移植失败的患者促进妊娠的效果。他们在这项研究中共纳入67例患者，试验组为35例，对照组为32例。试验组给予中医综合治疗，包括中药煎剂口服液（菟丝子、枸杞子、柴胡、百合），中药直肠滴注（菟丝子、川续断、南沙参、陈皮），耳穴刺激（肝、脾、肾、神门、内分泌、心、子宫、交感，每天按摩4~6次，每次1~2分钟）。在体外受精-胚胎移植前进行4~5天的中医综合治疗，然后进行体外受精-胚胎移植或等待自然妊娠。安胎方剂包含菟丝子、川续断、南沙参、陈皮等，于体外受精-胚胎移植后给患者服用14天。对照组中的患者只进行体外受精-胚胎移植，不采用任何中医药疗法。

中药综合治疗后，治疗组7例受孕，对照组无成功受孕。两组体外受精周期和移植周期的临床妊娠率差异有显著性意义（$P<0.05$）。试验组受孕率明显高于对照组（$P<0.05$）。所以他们认为，中医综合治疗可以提高体外受精-胚胎移植失败患者的自然妊娠率，增加患者的受精卵数，提高受精率和妊娠率以及一个新的体外受精-胚胎移植治疗后的临床妊娠率。

---

① Xu Xiaojuan, Jia Weining, Cheng Shuhua, et al. Effect of traditional Chinese Comprehensive therapy on gestation in patients with previonsly failed in vitro fertilization and embryo transfer [J]. Journal of Traditional Chinese Medicine, 2015, 35 (4).

4. 治疗和预防卵巢过度刺激综合征

梁瑞宁等人①观察补肾活血中药结合超声下卵泡抽吸术治疗难治性多囊卵巢综合征和降低卵巢过度刺激综合征风险的临床效果。该研究将44例难治性多囊卵巢综合征患者采用随机数字表随机分为观察组（20例）和对照组（24例）。两组均进行超声下卵泡抽吸术。观察组每个月经周期连服14天补肾活血中药（菟丝子20g，熟地黄20g，皂角子15g，桑寄生15g，桃仁10g，淫羊藿15g，补骨脂10g，玉竹10g，独蒜兰10g，鼠尾草20g，甘草6g）。观察两组促卵泡激素（FSH）、促黄体素（LH）和睾酮（T）的变化。观察对促性腺激素用量的影响、窦卵泡数、成熟卵泡数、卵巢过度刺激综合征发生率、卵泡未破裂黄素化综合征发生率和妊娠率。

观察组进行超声下卵泡抽吸术联合中药治疗42个周期，对照组仅进行超声下卵泡抽吸术治疗56个周期。两组治疗后T、LH、LH和FSH的比值均明显降低，与治疗前比较有显著性差异（$P<0.01$）。观察组术后18例（90%）窦性卵泡下降至10，对照组为22例（91.70%），与治疗前相比有显著性差异（$P<0.01$）。观察组促排卵的促性腺激素使用量为585±195 IU，人绒毛膜促性腺激素注射当天成熟卵泡数为1.1±0.3，对照组为1470±532.5 IU和3.1±1.4，各组间差异均有统计学意义（$P<0.01$）。在促排卵治疗后3个月的随访期内，观察组有8例怀孕（1例为双胞胎），妊娠率为44.4%，对照组有7例

① 梁瑞宁，刘娟，卢君，等. 补肾活血法联合超声下卵泡抽吸术治疗难治性多囊卵巢综合征的临床观察［J］. 中国中西医结合杂志，2008（04）：314-317.

怀孕（2 例为双胞胎），妊娠率为 31.8%。他们认为补肾活血中药结合超声下卵泡抽吸术是一种安全、有效的治疗难治性多囊卵巢综合征的方法。结合中药使用可明显减少促进卵泡和成熟卵泡生产时促性腺激素的用量，从而降低卵巢过度刺激综合征发生的风险。

5. 改善辅助生育治疗期间的精神障碍

有学者①探讨针灸与补肾疏肝中药结合对焦虑和抑郁症患者在体外受精-胚胎移植期间焦虑和抑郁情绪的作用。97 例接受体外受精-胚胎移植的患者随机分为两组，针灸与补肾疏肝中药结合组（A 组，51 例）和西药治疗组（B 组，46 例）。所有患者在受精卵植入的黄体中期接受治疗。A 组患者在超排卵过程中接受针灸及补肾疏肝中药（二至天癸颗粒和逍遥丸颗粒），而 B 组只按体外受精-胚胎移植进行常规操作。研究观察焦虑自评量表（SAS）和 Beck 抑郁量表（BDI）评分的变化，比较两组注射人绒毛膜促性腺激素（HCG）时的子宫内膜厚度、分型、子宫内膜血流阻力指数（RI）、取卵数、优质卵母细胞率、受精率、优质胚胎率和临床妊娠率。

他们发现，A 组患者焦虑与抑郁状态评分明显改善，且优于 B 组，差异有统计学意义（$P<0.01$）。两组间注射 HCG 时的子宫内膜厚度比较，差异无统计学意义（$P>0.05$）。A 组卵母细胞的质量、优质胚胎率、临床妊娠率均明显高于 B 组，两组比较，差异有统计

① Sun Zhengao, Lian Fang, Zhang Jianwei. Effects of acupuncture combined Chinese materia for tonifying shen and soothing gan on the anxiety and depression of patients with in vitro fertilization and embryo transplantation and on the treatment outcomes [J]. Chinese journal of integrated traditional and western medicine, 2012, 32 (8).

学意义（$P<0.05$）。所以他们认为，针灸与补肾疏肝中药结合可以明显缓解患者在体外受精-胚胎移植过程中出现的焦虑和抑郁情绪，有效提高治疗效果。其作用可能与降低交感神经系统兴奋性、提高卵母细胞质量、改善子宫内膜容受性有关。

6. 治疗和预防流产

刘颖等人①研究中药方剂固胎汤对体外受精-胚胎移植后流产率的影响。他们观察了 247 例接受体外受精-胚胎移植后 14 天 β-人绒毛膜促性腺激素大于 25 IU/L 的患者。所有患者胚胎植入后每天用孕酮 20~80 毫克，必要时可每天补充补佳乐 2~4 毫克，孕 9 周左右药物开始减量，直至完全停药。共有 131 例患者服用固胎汤，其中 109 例患者从植入后第 2 天开始用药（A 组），另 22 例在植入后 14 天开始用药（B 组），用药持续到第 12 周；另 116 例患者不接受固胎汤治疗，作为对照组。他们发现，A 组、B 组和对照组的流产率分别为 12.84%、13.64%和 23.28%；固胎汤组与对照组之间差异有统计学意义（$P<0.05$）。所以他们认为中药固胎汤可以降低女性接受体外受精-胚胎移植后的自然流产率。

综上所述，以上关于中药治疗对辅助生殖技术促进作用的研究证实了中药在改善子宫内膜容受性、改善卵巢储备功能、帮助体外受精-胚胎移植治疗失败的患者恢复、治疗和预防卵巢过度刺激综合

---

① Liu Ying, Wu Jingzhi. Effect of Gutai Decoction on the abortion rate of in vitro fertilization and embryo transfer [J]. Chinese Journal of Integrative Medicine, 2006, 12 (3).

征、缓解接受辅助生殖技术治疗患者的精神障碍（焦虑、抑郁、压力等）、治疗和预防流产等方面有积极疗效。这些研究项目大多数是由中国研究团队完成的。

### （三）饮食与营养

根据临床报告，部分营养补充剂可提高辅助生殖技术的成功率。现有研究成果如下。

#### 1. 多种维生素与矿物质

（1）叶酸：美国的研究人员证实叶酸摄入能提高辅助生殖技术的活产率。Gaskins AJ 等人①于 2014 年观察 232 名女性（平均年龄为 35.2 岁，平均叶酸摄入量为 1778 微克/天），研究发现她们的叶酸摄入量与临床妊娠率和出生率有关联。通过增加叶酸摄入量，应用辅助生殖助孕，并最终活产的女性的百分比为 30% [95% CI (21%, 42%)]、47% [95% CI (40%, 59%)]、42% [95% CI (30%, 35%)] 和 56% [95% CI (43%, 67%)] (P=0.01)。补充叶酸摄取量最高的女性（超过 800 微克/天）比补充叶酸摄取量最低（少于 400 微克/天）的女性活产率要高 20% [95% CI (8%, 31%)]。较高的叶酸摄入量与较高的受精率和较低的胚胎植入失败率相关（P=0.03，P=0.02）。因此，他们认为补充叶酸的增加与经

① Gaskins AJ, Afeiche MC, Wright DL, et al. Dietary fdate and reproductive success among wonmen undergoing assisted reproduction [J]. Obstet Gynecol, 2014, 124 (4): 801-809.

辅助生殖技术治疗后出生率的提高有直接关系。

可补充叶酸的食物有：绿叶蔬菜、豆类等；全谷物，如糙米、全麦面包、面食等；水果，如橘子、柚子、菠萝等。

（2）复合维生素：有学者①在 2017 年观察 100 名女性接受体外受精或卵细胞质内单精子注射过程，前瞻性随机接受一种名为 PRO-fertil © female 的维生素补充，包括叶酸、硒、维生素 E、儿茶素、甘草甜素、皂素、达米阿那和 ω-3 脂肪酸（研究组，n=50），或 400 微克叶酸（对照组，n=50）。评价卵母细胞恢复后第 3 天的胚胎质量和临床妊娠率。在意向性治疗分析中发现，研究组中有至少一个优质胚胎率的数量（29/50，58%）高于对照组（18/50，36%）。总之，一种包括叶酸、硒、维生素 E、儿茶素、甘草甜素、皂素、达米阿那和 ω-3 脂肪酸的维生素补充可能对提高胚胎质量有益。

（3）B 族维生素——肌醇：有学者②发现胰岛素增敏剂如肌醇、维生素 B 和其异构体（Myo-肌醇和 D-Chiro 肌醇）可有效治疗多囊卵巢综合征。将肌醇用于治疗多囊卵巢综合征，不仅可改善代谢和激素水平，而且可改善卵巢功能和对辅助生殖技术的反应。越来越多的证据表明，它也能够改善卵泡和胚胎质量，并增加多囊卵巢综合征患者在接受辅助生殖技术时成熟的卵母细胞的数量。在目前的

---

① Nouri K, Walch K, Weghofer A, et al. The Impact of a Standardized Oral Multinutrient Supplementation on Embryo Quality in in vitro Fertilization/Intracytoplasmic Sperm Injection：A Prospective Randomized Trial [J]. Gynecol Obstet Invest, 2017, 82 (1)：8-14.

② Garg D, Tal R. Inositol Treatment and ART Outcomes in Women with PCOS [J]. Int J Endocrinol, 2016, 2016：1979654. doi：10. 1155/2016/1979654. Epub 2016 Oct 4.

研究中，他们证明了在多囊卵巢综合征患者接受体外受精或卵细胞质内单精子注射后，卵巢刺激和辅助生殖技术的结果可能受到积极影响。

（4）维生素 D：有学者①在 2016 年研究了 25 羟维生素 D［25（OH）D］的浓度与患者接受辅助生殖技术的结果之间的联系。他们随机挑选 100 例接受辅助生殖技术治疗的不孕症患者，进行了一项前瞻性对照研究，该研究共进行了 168 个疗程。他们使用广义线性混合模型评估 25（OH）D 浓度与辅助生殖技术结果的关联，同时调整潜在的混杂因素，并考虑到每个患者的重复治疗周期。中位数（范围）的 25（OH）D 浓度为 86.5（33.5-155.5）nmol/L。91%的参与者消耗多种维生素。25（OH）D 浓度与受精率呈正相关。25（OH）D 四分位数增加后的女性，受精卵植入后的受精率分别为 0.62［95% CI（0.51，0.72）］，0.53［95% CI（0.43，0.63）］，0.67［95%CI（0.56，0.76）］和 0.73［95%CI（0.63，0.80）］，当患者 25（OH）D 调整到 50~125 nmol/L 时，当模型抽血的季节被进一步调整，当分析仅限于第 1 个治疗周期时，该关联依旧。然而，25（OH）D 的浓度与怀孕概率（P=0.83）或辅助生殖技术活产率（P=0.47）无关。因此，他们认为 25（OH）D 的摄入量可能会影响受精率。

---

① Abadia L，Gaskins AJ，Chiu YH，et al. Serum 25-hydroxyvitamin D concentrations and treatment outcomes of women undergoing assisted reproduction［J］. Am J Clin Nutr，2016，104（3）：729-735.

（5）抗氧化剂：有学者[①]于2014年监测接受卵巢长激动剂刺激的患者在3个不同时间点的血清抗氧化状态：基线（T0）、垂体抑制后（T1）、取卵日（T2）。该研究对T2收集的卵泡液样品的抗氧化成分也进行了评估。抗氧化剂（血浆维生素C、维生素E和类胡萝卜素）在T1和T2时点显著下降。在T2时点，每个患者获得的总的成熟卵母细胞数量与血清维生素E含量呈相关性，这又有利于妊娠。怀孕的女性血清和卵泡液中的维生素E浓度高于未怀孕的女性。总之，该研究证实了促性腺激素刺激卵巢时血浆抗氧化状态显著改变；同时，研究发现全身和卵泡抗氧化状态可能与体外受精或卵细胞质内单精子注射结果相关。

（6）辅酶Q10：有学者[②]在2012年评估了卵母细胞卵泡液中辅酶Q10浓度和卵细胞受精率的关系。该研究获取了20例正在接受卵巢刺激治疗、为体外受精做准备的不孕症患者的卵泡液，由高效液相色谱仪检测辅酶Q10含量，评估卵泡胆固醇和蛋白质水平，并对卵母细胞形态和胚胎分级进行评估。分级I-II级胚胎中辅酶Q10和胆固醇显著高于分级III-IV胚胎。这项研究是探索卵泡液辅酶Q10作用的第一个尝试。虽然在卵泡液中辅酶Q10的生物学和内分泌机制尚不清楚，它与卵母细胞和胚胎发育的关系尚不清晰，但是在以

---

① Palini S, Benedetti S, Tagliamonte MC, et al. Influence of ovarian stimulation for IVF/ICSI on the antioxidant defence system and relationship to outcome [J]. Reprod Biomed Online, 2014, 29 (1): 65-71.

② Turi A, Giannubilo SR, Brugè F, et al. Coenzyme Q10 content in follicular fluid and its relationship with oocyte fertilization and embryo grading [J]. Arch Gynecol Obstet, 2012, 285 (4): 1173-1176.

后的研究中可以继续观察不孕症患者的辅酶Q10，探索它对生殖等方面的影响。

2. 能提高辅助生殖技术成功率的一些天然食品

（1）茶：茶是中国文化的一个重要组成部分，一定程度上也有药用价值。当茶被正确使用时，它能够维持身体平衡，提高辅助生殖技术成功率，甚至能帮助自然受孕。

绿茶：绿茶是鲜叶经过杀青、整形、烘干等工艺制作而成，未经发酵，保留了鲜叶较多的天然物质。它的性质偏凉，通常适合体质热的人群和体内积热的时候服用，比如当有压力、紧张和难以入睡等情况时。绿茶可以适当清热、清胃、放松情绪。

红茶：红茶是全发酵茶，西方人大多数对红茶很熟悉。从中医的角度来说，红茶性质温和，可以温胃暖身，所以很适合处于寒冷或虚弱状态的人饮用，比如有痛经、胃痛、手脚冰凉等症状的人。

乌龙茶：乌龙茶介于绿茶和红茶之间。它经过自然干燥和发酵而成，多酚含量高（多酚是一种抗氧化剂）。它对消化有益处，可帮助缓解高血压症状，适合怀孕早期有胃肠反应的女性服用。

白茶：白茶属微发酵茶，它可以滋补脾肾，女性孕期也可适量饮用。它是中性的，不寒不热。

除此之外还有许多种花茶和果茶，如茉莉茶、薄荷茶、菊花茶、柠檬茶、红枣茶等，各种花茶和果茶都是中性的。

（2）坚果：坚果可以增强肾气、滋阴补阴，尤其是核桃、花生、腰果和大杏仁。它们也含有丰富的蛋白质，因此适合准备怀孕的女性。

从中医的角度来说，葵花籽、松树籽和各种水果蔬菜都能滋肾，还可滋润小肠和大肠，促进肠蠕动，对于便秘者尤为适宜。

### （四）运动

有研究①评估手术之前的体力活动是否与体外受精治疗的结果相关。这项运动与生殖健康研究是一项前瞻性系列研究，在马萨诸塞州总医院生殖中心招募不孕不育夫妇参与这项研究。患者在接受体外受精治疗前一年的体力活动或久坐的时间由患者通过完成相关问卷进行自我报告。这项研究共纳入 273 例女性不孕症患者，她们合计经历过 427 次体外受精周期。她们每周进行的中度和剧烈活动的时间的中位数为 2.8 小时。研究发现，她们每周进行的中度和剧烈活动的时间，以及进行其他活动的时间与体外受精成功率、临床妊娠率和活产率无关。在特定的体力活动中，只有有氧运动、划船和滑雪的强度或使用跑步机的时长与活产率相关。在久坐活动中花费的总时间以及特定的久坐活动中花费的时间与体外受精的临床结果无关。体力活动对体外受精造成不利影响的可能性很小，某些形式的较剧烈的活动可能对体外受精有积极的影响。

有研究②对接受辅助生殖治疗、体重稳定的肥胖不孕症患者规律的体力活动与生育情况的关系进行了研究。在这项观察性系列研究

---

① Gaskins AJ, Williams PL, Keller MG, et al. Maternal physical and sedentary activities in relation to reproductive outcomes following IVF. Reprod Biomed Online, 2016, 33 (4): 513-521.

② Palomba S, Falbo A, Valli B, Morini D, Villani MT, Nicoli A, La Sala GB. Physical activity before IVF and ICSI cycles in infertile obese women: an observational cohort study [J]. Reprod Biomed Online, 2014, 29 (1): 72-79.

中，共有216例首次进行辅助生殖治疗的肥胖不孕症患者参加，她们在治疗周期开始前进行的体力活动数据都被如实记录。临床记录和生物数据也得到了记录和分析。有41例肥胖患者进行了常规体力活动，175例肥胖患者没有进行运动。那些经常锻炼身体的患者的总妊娠率和活产率明显高于那些不运动的患者。统计分析中调整影响因素后，发现进行规律运动的肥胖不孕症患者，临床妊娠相关的风险和出生率分别为3.22［95% CI（1.53，6.78）；P＝0.002］和3.71［95% CI（1.51，9.11）；P＝0.004］。总之，对肥胖不孕症患者来说，在辅助生殖治疗开始前进行有规律的体育活动与生育情况的改善显著相关。体重减轻不仅可提高自然妊娠率，而且可提高辅助生殖技术的成功率。结果表明，与那些没有进行体育锻炼的肥胖不孕症患者相比，进行规律体育锻炼的肥胖不孕症患者妊娠率和活产率要高出3倍。这表明在进行辅助生殖技术之前，进行有规律的体育锻炼能改善肥胖不孕症患者的生殖能力，这与体重是否下降无关。

### （五）心理异常的调治

有学者①②认为夫妻在接受辅助生殖技术治疗的过程中，经历了身体和情感的痛苦，生孩子的紧迫性和困难带给他们心理压力，也

---

① Ying LY，Wu LH，Loke AY. The Experience of Chinese Couples Undergoing In Vitro Fertilization Treatment：Perception of the Treatment Process and Partner Support［J］. PLoS One. 2015，10（10）：e0139691. doi：10. 1371/journal. pone. 0139691.

② Ying L，Chen X，Wu LH，et al. The Partnership and Coping Enhancement Programme for couples undergoing in vitro fertilization treatment：the development of a complex intervention in China［J］. J Assist Reprod Genet，2017，34（1）：99-108.

干扰了他们的日常生活和工作，夫妻关系心理支持计划应运而生。该计划的重点是促进不孕夫妻相互分享和支持，并改善他们在接受体外受精治疗时双方的应对策略，特别是在等待妊娠试验结果和获知负面治疗结果之后。该计划是基于夫妻双方的，包括经验分享、心理教育、冥想实施、技能练习和补充书面材料。

有研究①探讨了接受卵母细胞和体外受精-胚胎移植的患者的自身症状、睡眠障碍和心理困扰之间的关系。100 名受试者的年龄范围为 34~54 岁。她们在接受体外受精-胚胎移植的过程中，时常表现出腹胀、乳房肿胀、恶心、头晕、腹泻、睡眠障碍和心理困扰。此外，睡眠障碍是影响卵母细胞采集和体外受精-胚胎植入治疗过程中的最常见的症状。在卵母细胞采集和体外受精-胚胎植入治疗过程中，患者心理障碍是焦虑。因此，研究者认为应注意制订不同的策略来改善不孕女性的睡眠质量和心理状态。

### （六）中医综合治疗

中医是一个涉及多种传统疗法的医疗体系。为了达到足够有效的治疗水平，多种疗法的综合应用是中医临床比较常见的方式。有学者②总结了中医综合治疗对体外受精结果的影响。接受体外受精的患者可能接受针灸或中医综合治疗，作为体外受精的辅助治疗。中

---

① Lin JL, Lin YH, Chueh KH. Somatic symptoms, psychological distress and sleep disturbance among infertile women with intrauterine insemination treatment [J]. J Clin Nurs, 2014, 23 (11-12): 1677-1184.

② Hullender Rubin LE, Opsahl MS, Wiemer KE, et al. Impact of whole systems traditional Chinese medicine on in-vitro fertilization outcomes [J]. Reprod Biomed Online, 2015, 30 (6): 602-612.

医综合治疗包括针灸、中药、饮食调节、生活方式的改变等。在这项回顾性系列研究中，研究者分析了1231例接受体外受精的患者的记录，评估中医综合治疗辅助治疗对体外受精结果的影响。

患者被分为三组：进行体外受精时没有其他治疗的；在体外受精取卵与胚胎植入时接受针灸的；或在接受体外受精之前，有选择性地进行中医综合治疗的。该研究的主要观察指标是活产率。在1069个非供卵所实施的体外受精的周期中，经历过前期中医综合治疗的患者和没有经历过中医综合治疗相比，或与仅仅在取卵之前和受精卵植入之后进行针灸辅助治疗的相比，活产率均有提高。在162例由健康女性所供卵而实施体外受精的周期中，中医综合治疗辅助与无辅助相比，或与单纯针刺相比，活产率均有提高。总共有1231个新的胚胎移植周期在观察之中。其中，非供体周期为1069个，供体周期为162个。非供体周期中，常规治疗组为580例，针灸辅助组为370例，中医综合治疗组为119例。中医综合治疗组的活产率（61.3%）明显高于常规治疗组（48.2%）和针灸辅助组（50.8%）；在供体周期中，常规护理组104例，针灸组37例，中医综合治疗组21例。中医综合治疗组活产率为85.7%，常规护理组为62.5%，针灸组为59.5%。但这些差异没有统计学意义。中医综合治疗组中没有异位妊娠的情况发生。

总的来说，中医综合治疗对体外受精的辅助治疗，可以提高妊娠率和活产率，这个结果还需要深入地研究。

## （七）中医疗法临床应用

### 1. 中医干预与支持辅助生殖技术的时机

（1）针灸在体外受精-胚胎移植期间进行：有学者①纳入 23 个临床研究（共 5598 例）观察胚胎移植时进行针灸的时间与临床妊娠率和活产率，研究结果显示，是否在胚胎移植期间进行针灸，在针灸组和对照组之间无显著差异；同样，是否在受精卵植入期间进行针灸，在针灸组和对照组之间也无显著差异；但是，在促排卵阶段是否进行针灸，各针灸组的临床妊娠率均显著高于对照组。

从以上研究可见，虽然针灸能在一定程度上提高体外受精-胚胎移植治疗的临床妊娠率，但是只在体外受精-胚胎移植期间进行针灸似乎并没有产生明显的积极效果。因此，什么时候开始针灸能最有效地支持辅助生殖技术是一个值得思考的问题。

（2）开始应用中药的最佳时机：作为备孕者，你应该认识自己的状态，你是否在最佳年龄怀孕？你是否有长期口服避孕药史？你的相关器官是否处于不理想的状态？你是否患有妇科疾病？如果你有不良情况，你应该意识到，你的辅助生殖技术治疗的过程可能不会那么顺利，最好提前进行针灸或服用中药，调整身体，以获得良好的状态再寻找合适的进行辅助生殖技术的时机。根据个人的身体状态不同，

---

① Zheng CH, Zhang J, Wu J, et al. The effect of transcutaneous electrical acupoint stimulation on pregnancy rates in women undergoing in vitro fertilization: a study protocol for a randomized controlled trial [J]. Trials, 2014, 15: 162. doi: 10.1186/1745-6215-15-162.

准备时间也不同，可能需要 2 年，或者 1 年，或者半年，或者只有 3~4 个月，然后你才可以更有把握地接受辅助生殖技术治疗。

如果你患有妇科疾病，或者你做过妇科手术，你应该明白你很有可能还没有恢复到最佳状态，你需要调整你的身体，直到你处于最佳状态，才可能获得更高的成功率。例如，在进行子宫内膜异位症的内镜手术后，你的状态可能不适合进行体外受精。你可以通过服用中药，调整身体状态，然后你才更有可能获得成功。

如果你有一次失败的体外受精或其他辅助生殖技术治疗的经历，你不应该立即开始新一轮治疗。最好是通过针灸或中医综合治疗来帮助你从失败的手术中恢复过来。当你恢复到最佳状态时，你就可以准备进行体外受精或其他辅助生殖技术。因此，你应该在进行体外受精前至少 3~4 个月开始进行中医治疗。

2. 中医干预与支持辅助生殖技术的方式

备孕期间可按照月经周期应用中医药的调周法促孕。

［针灸治疗］

主穴：神阙（艾灸）、气海、关元或中极、归来或水分或子宫。

配穴：列缺、照海。

辨证取穴：以肾阴虚证为主（肝气郁结、肝肾阴虚）者可取外关、足临泣、阴谷、太溪、然谷；以肾阳虚证为主（脾气虚，肾阳虚）者可取足三里、天枢、阴陵泉、三阴交、太溪、照海。

［中药治疗］

中药常用来支持针灸治疗。两者结合有助于帮助患者达到预期的治疗效果。在许多情况下，有些患者持续1年只接受常规针灸治疗，虽然她们感觉好转，但仍然很难受孕。虽然针灸的方法正确，但治疗的有效力度还不够。在许多情况下，中药可以提供更强、更有针对性的治疗。

中药可以有如下多种形式供选择。

（1）中成药：由于法律的限制，我们不能在英国或欧洲其他国家使用经由工业生产的中成药，但是我们可以依据经方、验方来开方。

（2）中药浓缩粉：可以根据月经周期的不同阶段制订相应的治疗方案，加强治疗效果。

（3）中药汤剂：和中药浓缩粉相比，中药汤剂具有更强的治疗作用，特别适合于治疗器质性疾病，或是比较严重、复杂的病例。

［中药调周法］

根据中医辨证分型，顺应月经周期的每一时期选择合适的中药（详见表1-1）。

**表1-1 中药调周法**

| | 治疗原则 | 以肾阴虚证为主者 | | 以肾阳虚证为主者 | |
|---|---|---|---|---|---|
| | | 中成药 | 中药浓缩粉 | 中成药 | 中药浓缩粉 |
| 第1周 | 滋补脾肾，以促进卵泡生长 | 归脾丸或知柏地黄丸 | 女贞子、旱莲草、何首乌、枸杞子等 | 八珍丸或乌鸡白凤丸 | 仙茅、淫羊藿、川续断、菟丝子等 |

（续表）

| | 治疗原则 | 以肾阴虚证为主者 | | 以肾阳虚证为主者 | |
|---|---|---|---|---|---|
| | | 中成药 | 中药浓缩粉 | 中成药 | 中药浓缩粉 |
| 第2周 | 养阴精，化瘀血，促进卵子的成熟和排卵 | 知柏地黄丸或桃红四物丸 | 熟地黄、丹参、桃仁、红花等 | 乌鸡白凤丸或八珍丸 | 当归、紫石英、桃仁、红花等 |
| 第3周 | 温阳育阴，促进黄体的生长 | 八珍丸或金匮肾气丸 | 熟地黄、肉苁蓉、何首乌、枸杞子等 | 暖宫孕子丸或补中益气丸 | 巴戟天、菟丝子、当归、艾叶等 |
| 第4周 | 疏肝理气，活血通瘀，健脾补肾，养胎 | 柴胡舒肝丸或加味逍遥丸或归脾丸 | 丹参、香附、赤芍、泽兰等 | 逍遥丸或血府逐瘀丸 | 当归、香附、川芎、泽兰等 |

注：①本治疗应从月经的第1天开始。

②可以根据个体症状与月经周期辨证论治，也可以随证选用中成药。

应用中药调周法备孕适用于以下几类情况：没有很多临床症状，只是需要有良好的受孕环境；年龄偏大，或患有不明原因性不孕症，或功能性不孕症，需要更好的受孕条件；卵巢病变，比如患有多囊卵巢综合征，或是卵巢储备功能不足、卵巢早衰、卵子质量差等。

促进怀孕和协助辅助生殖技术备孕的经典方剂有以下几类①。

温中散寒类经典方剂：

毓麟珠（《景岳全书》）：人参 20g，白术 20g，茯苓 20g，白芍 20g，川芎 10g，炙甘草 10g，当归 30g，熟地黄 30g，菟丝子 30g，杜仲 20g，鹿角霜 20g，川椒 20g。

以上中药按比例混合，用蜂蜜制成药丸。

调经种玉汤（《古今医鉴》）：当归 12g，川芎 12g，熟地黄 18g，茯苓 10g，陈皮 10g，香附 10g，吴茱萸 12g，肉桂 6g，干姜 10g，牡丹皮 10g，延胡索 10g，艾叶 6g。

上述药物应为水煎内服，每日 1 剂，两次分服。

补肾促排卵汤（南京中医药大学夏桂成教授在《实用妇科方剂学》中的配方）：当归 10g，赤芍（白芍）10g，山药 10g，山茱萸 10g，熟地黄 10g，牡丹皮 10g，茯苓 10g，川续断 10g，菟丝子 10g，鹿角片（先煎）10g，五灵脂 10g，红花 6g，紫河车 10g。

上述诸药水煎内服，供肾虚排卵不畅的患者服用；每日 1 剂，两次分服。

促黄体生成汤（《临床实用妇科内分泌学》）：石莲 12g，山茱萸 10g，山药 15g，桑寄生 15g，枸杞子 15g，女贞子 15g，旱莲草 15g，覆盆子 10g，淫羊藿 10g，川续断 10g。

上述诸药水煎内服，供孕酮低、肾虚的患者服用，可促进孕酮分泌；每日 1 剂，两次分服。

---

① 夏桂成. 不孕不育与月经周期调理［M］. 北京：人民卫生出版社，2000：284-321.

清热养阴类经典方剂：

育阴汤（《中医百灵妇科》）：熟地黄 10g，山药 10g，川续断 10g，桑寄生 10g，怀牛膝 10g，白芍 10g，山茱萸 10g，牡蛎 12g，杜仲 10g，菟丝子 10g，海螵蛸 12g，龟板 12g，鳖甲 12g。

上述诸药水煎内服，供正准备进行辅助生殖技术、肾阴虚的患者服用；每日 1 剂，两次分服。

滋阴抑亢汤（《实用妇科方剂学》）：当归 10g，赤芍（白芍）10g，山药 10g，熟地黄 10g，山茱萸 10g，牡丹皮 10g，茯苓 10g，苎麻根 15g，甘草 6g，柴胡 5g，蒲黄 6g（单包）。

以上诸药水煎内服，供肾阴虚、呈抗精子阳性的患者服用；每日 1 剂，两次分服。

调气利湿类的经典方剂：

广嗣丸（《妇科中药精华・女科要药》）：沉香 3g，丁香 3g，吴茱萸 3g，肉桂 3g，白及 3g，蛇床子 6g，木鳖子 6g，香附 6g，砂仁 6g，细辛 6g。

以上诸药研末与蜂蜜混合，制成绿豆大小的小药丸，放入阴道，为受孕做准备。

疏肝助孕汤（《新中医》）：柴胡 10g，郁金 10g，青皮 10g，赤芍 10g，白芍 10g，怀牛膝 10g，香附 12g，延胡索 12g，王不留行 12g，路路通 12g，当归 12g，山甲 12g，鹿角霜 12g。

以上诸药水煎内服，于月经结束后第 3 天开始服用，连续 7 天，每月 1 期，为辅助生殖技术做准备；每日 1 剂，两次分服。

活血化瘀类的经典方剂：

桂枝茯苓丸（《金匮要略》）：桂枝 10g，茯苓 10g，牡丹皮 10g，桃仁 10g，赤芍 10g。

以上诸药研末与蜂蜜混合制成药丸，供患子宫肌瘤、囊肿、颈部息肉、腹部和阴道炎症，想要怀孕或正在等待辅助生殖技术治疗的患者服用；每日 1 剂，两次分服。

回生丹（《万病回春》）：大黄 500g，苏木 60g，红花 90g，黑豆 200g，当归 30g，川芎 30g，熟地黄 30g，茯苓 30g，苍术 30g，香附 30g，乌药 30g，延胡索 30g，桃仁 30g，蒲黄 30g，牛膝 30g，白芍 15g，甘草 15g，陈皮 15g，木香 15g，三棱 15g，五灵脂 15g，羌活 15g，地榆 15g，山茱萸 15g，人参 10g，白术 10g，青皮 10g，木瓜 10g，良姜 12g，乳香 3g，没药 3g。

大黄研成细粉，与醋混合，搅拌成乳状；以上其他药物研磨成细粉，与大黄一起制成药丸。这些药丸与酒同服，适用于已怀孕但胚胎在子宫内发育不良，或胚胎在子宫内死亡的患者服用。

### 3. 中医对辅助生殖技术支持治疗的禁忌证

虽然针灸和中药属于自然疗法，一般不会对身体造成伤害，但仍有人不适合接受这些治疗。

下面这些人不适宜接受针灸治疗，或者在决定是否对其进行针灸时必须格外小心。

（1）不信任针灸的人，或那些对针灸有偏见的人，或那些不完全相信针灸作用的人。治疗者和患者都要充分了解针灸知识，才能拥有对针灸的正确认识和积极态度。当患者精神处于积极状态时，整个身体也会很好地反应，因而易于产生积极的疗效；而当患者自己心里有抵触，有负面情绪时，很容易出现不良反应。

（2）容易紧张的人，或者曾经接受针灸而没有取得预期效果的人。

（3）患有凝血障碍等疾病的人。

（4）患有溃疡或皮肤感染的糖尿病患者。

（5）有感染、溃疡或疤痕的部位不宜针灸。

艾灸一般用于配合针刺治疗，所以其禁忌证和针刺基本相同；同时还有如下这些情况应该谨慎对待。

（1）明显的温热体质的人，比如有内热炽盛、脸红耳赤、容易出汗、口渴等，不宜艾灸。

（2）内热的患者，例如肝火上炎、胃热炽盛、易于急躁、口中有苦味、有痤疮的人等，不宜艾灸。

（3）患有皮肤病的人，如有严重的湿疹或牛皮癣，易出血等，不宜艾灸。

（4）在做艾灸时，医生应非常小心，以免烫伤患者皮肤。

（5）在禁止吸烟的建筑物或区域，不要进行艾灸，或者可以使用无烟艾条。如果在一个特定的区域进行艾灸，还需要考虑病人和医生能承受的烟量和气味。

（6）便秘患者最好不做艾灸。

艾灸可用于治疗寒凉、气滞、血瘀等证；还可以用于补虚，因为它具有温热作用，能促进血液循环。但在上述条件下，患者不宜再接受更多热性的治疗。

应用中药的禁忌证如下。

（1）最好不要给不信任中医或对中医存在偏见的人，或者不完全信任中药可能为其带来积极治疗意义的人开中药。患者与中医师之间的信任需要在开药方前形成。

（2）对于严重过敏，特别是对植物过敏的患者，最好不要使用中药。

由于中医在西方国家属于补充和替代医学，针灸师或中医师在西方属于补充和替代医学执业者。因此，我们的治疗安排应遵循患者意愿，我们应该避免需要说服病人，甚至强迫病人接受治疗。

4. 辅助生殖技术治疗后必要的中医管理

接受针灸和中医促进辅助生殖技术治疗的最佳时间应该是术前3个月到2年，尤其是接受体外受精，更应提前准备。在体外受精期间以及体外受精后，也可能需要接受一些中医治疗。

在体外受精前的特殊针灸：体外受精治疗取卵前应做一次针灸，以改善子宫内膜的血流状态和内膜形态，改善子宫内膜容受性，并帮助患者调整心理状态。一般来说，针灸应该在体外受精治疗取卵前1~24小时进行。

胚胎移植后应另做针刺和艾灸，以创造一个良好的状态，使受精卵易于着床。针灸在胚胎移植后1~24小时进行。

在体外受精治疗期间，我们应该尽量不服用中药，因为中药和辅助生殖技术治疗所用药物的交叉反应仍然缺乏足够的研究。

体外受精期间的针灸治疗如下。

针刺穴位：中极或关元、气海、子宫、中脘、百会、内关、足三里、太溪、照海。

体外受精期间的艾灸穴位：神阙。

体外受精之后中医综合治疗如下。

针灸：根据临床和实验室研究，如果只选择针灸治疗，需每周进行 1~3 次。治疗中，针刺与艾灸配合应用，直到妊娠成功后 12 周，以预防和治疗流产。如果受孕不成功，可以继续进行针灸治疗，以促进身体恢复，为下一次自然或体外受精怀孕做好准备。针灸治疗穴位与体外受精期间所选穴位相同。

艾灸：总的来说，艾灸神阙应该是安全有效的。但患者在虚弱的状态下可能会对艾灸过度敏感，出现腹部疼痛或挛急不适，从而可能导致流产。如果出现这种情况，应该停止艾灸。艾灸治疗方法与体外受精期间相同。

中药：曾有流产史或进行体外受精-胚胎移植时卵子质量不佳的患者，即使体外受精成功，胚胎移植后也有流产的可能，在胚胎移植后可立即开始服用中药。即使通过阴道给药补充孕酮，也应同时口服中药进行全身治疗，预防流产。

身体状况良好、卵子质量高的患者，流产的风险较低，不必马上服用中药，如出现早期流产症状，如阴道出血、腹痛或下腹出现坠胀感等可尽快开始服用中药。只要胚胎没有排出，即使有严重的阴道出血，在服用适当的中药后，患者仍然有可能挽救她的宝宝。一般来说，服用中药后，可在 1~2 周内止血，但患者仍需服用中药直到怀孕第12周，以确保孕期健康。部分极度虚弱的患者，在怀孕的整个过程中都需要服用中药来辅助治疗。

对于妊娠期间有异常的症状或其他并发症的患者，中药有助于消除不适症状，顺利滋养胚胎，为顺利生产做准备。

防治流产的中药处方如下，但应根据具体情况辨证施治。

在出现先兆流产的症状时，如怀孕后出现阴道出血及下腹痛时，可选用安胎汤（保胎汤）：黄芪20g，党参10~15g，白术10~15g，山药10~15g，熟地黄10~15g，杜仲10~15g，桑寄生10~15g，砂仁10~15g，大枣4~6枚。

身体偏阴虚者，可加阿胶10g，黄精10g；肾脾不足者，可加菟丝子10g，覆盆子10g，肉豆蔻10g，益智仁10g；阳虚宫寒者，可加淫羊藿10g，补骨脂10g，肉桂5~10g；出血过多者，可加地榆炭10g，黄芩炭10g，仙鹤草10g，艾叶10g。

有研究显示，以上处方为60例患者中的50例提供了成功的妊娠保护。一般来说，处方的效果应该在5天内出现。

有过流产史或习惯性流产史的患者，可选用防胎汤：黄芪15g，党参15g，白术15g，当归10g，白芍10g，菟丝子10g，川贝母10g，川芎5g，干（生）姜3g，艾叶3g，羌活3g，荆芥3g，枳壳3g，厚朴3g。

有研究显示，以上处方可预防习惯性流产。在纳入的48例病例中，有46例都诞下健康的婴儿。

怀孕期间胚胎在子宫内生长缓慢的患者，可选用寿胎丸：菟丝子5g，阿胶（烊化）5g，熟地黄5g，党参12g，黄芪12g，桑寄生

12g，白术 10g，当归 10g，川续断 10g，砂仁（后下）3g。

以上处方曾用于治疗 6 例胚胎生长缓慢的案例，全部治愈。

## 二、中医治疗提高辅助生殖技术成功率的作用机制

### 1. 改善子宫内膜容受性

有研究①探讨传统中药复方提取物（助孕汤）对胚胎着床功能障碍小鼠子宫内膜容受性的改善作用与促排卵作用。该研究将 163 只雌性昆明孕鼠随机分为 6 组，A 组为对照组、B 组为排卵刺激组、C 组为排卵刺激+中药组、D 组为胚胎着床功能障碍组、E 组为胚胎着床功能障碍+中药组、F 组为单纯中药组。结果发现，排卵刺激组和胚胎着床功能障碍组妊娠率较低，在着床窗口期，子宫内膜白血病抑制因子（LIF）和整合素 β3 亚单位的表达均显著下降。排卵刺激+中药组、胚胎着床功能障碍+中药组子宫内膜 LIF、整合素 β3 亚单位表达高于排卵刺激组和胚胎着床功能障碍组。胚胎着床功能障碍组胚胎植入次数少于对照组，胚胎着床功能障碍+中药组胚胎植入次数多于胚胎着床功能障碍组。单纯中药组与对照组比较，各项指标无显著差异。他们认为，排卵刺激和子宫内膜异位症可能对小鼠子宫内膜容受性和胚胎着床有负面影响。相反，中药能够逆转子宫内膜 LIF 和整合素 β3 亚单位的表达，改善小鼠子宫容受性，提高妊

① Yu N, Yang J, Yin T. Extracts from a traditional Chinese herbal remedy (Zhuyun recipe) improve endometrial receptivity in mice with embryonic implantation dysfunction and ovulation stimulation [J]. J Ethnopharmacol, 2011, 137 (1): 389-395.

娠率和受精卵着床率。这为临床不孕症的治疗提供了新的可能。

研究①发现中药方剂补肾活血汤能够恢复子宫内膜白血病抑制因子（LIF）的表达，但不会改变血管生成素-2（Ang-2），与此同时，补肾活血汤能够改善卵巢刺激小鼠的子宫内膜容受性。LIF 和 Ang-2 是生育的重要因素。该研究也探讨了补肾活血汤是否可以防止控制性超促排卵导致的 LIF 和 Ang-2 表达的变化，以及对大鼠受精卵着床率和活产率的影响。结果表明，补肾活血汤可以显著提高活产率，恢复 LIF 表达，改善控制性超促排卵期间大鼠胚胎着床能力。这项研究表明补肾活血汤对女性生殖可能有积极的作用。

有学者②研究了中药复方寿胎丸加减对控制性超促排卵着床窗口期小鼠子宫内膜的整合素 β3 亚单位和白血病抑制因子（LIF）的影响。该研究将 70 只未孕小鼠随机分为三组：中药治疗组 30 只、阿司匹林治疗组 30 只和对照组 10 只。在成功建立模型之后，对三组分别给予改良的寿胎丸、阿司匹林和 0.9%生理盐水。在小鼠着床窗口期，取小鼠子宫中段，分别用免疫组化两步法和逆转录-聚合酶链反应检测子宫内膜整合素 β3 亚单位和 LIF 的表达。与对照组相比，中药治疗组小鼠子宫内膜整合素 β3 亚单位和 LIF

---

① Gong X, Lou J, Lu Q, et al. Bu Shen Huo Xue decoction restores endometrial leukemia-inhibitory factor but not Angiopoietin-2 expression, and improves uterine receptivity in the controlled ovarian stimulation rat model [J]. Exp Ther Med, 2015, 9 (3): 751-757.

② Chen XY, Chen J, Wang ZY, et al. Effects of modified Shoutaiwai recipe on integrin β3 and leukemia-inhibitory factor in endometrium of controlled ovarian hyperstimulation mice during the implantation window [J]. Genet Mol Res, 2015, 14 (2): 2970-2977.

的表达显著高于对照组和阿司匹林治疗组，同时阿司匹林治疗组与对照组比较也有显著差异。因此，他们认为中药复方寿胎丸加减可能通过增加整合素 β3 亚单位和 LIF 的表达，在子宫内膜着床窗口期改善排卵小鼠的子宫内膜容受性。

李海霞等人①观察到中药益气血补肝肾方可以调节子宫内膜整合素 ανβ3 在控制性超促排卵小鼠子宫内膜中的表达。该研究将 180 只小鼠随机分为三组：模型组、治疗组和对照组。给予模型组和治疗组小鼠促性腺激素释放激素类似物治疗 7 天，并于第 7 天给予两组小鼠孕马血清促性腺激素，48 小时后，再给予两组小鼠人绒毛膜促性腺激素。从实验开始，治疗组小鼠被给予中药经后增殖方和促黄体方。模型组和对照组小鼠分别被给予等量的生理盐水。通过逆转录-聚合酶链反应和蛋白质印迹法检测小鼠子宫内膜整合素 ανβ3 的表达。研究发现，各组小鼠子宫内膜中均发现整合素 ανβ3 的表达，随着妊娠发展，整合素 ανβ3 表达逐渐增加。治疗组的整合素 ανβ3 表达明显高于模型组，且差异有统计学意义（$P<0.05$）。治疗组与对照组比较差异无统计学意义（$P>0.05$）。所以他们认为，益气血补肝肾方能改善子宫内膜容受性，并可能在胚胎植入中发挥重要的作用。

---

① Li Haixia, Guo Xinyu, Xie Yan, et al. Yiqixue Buganshen Recipe（益气血补肝肾方）regulates the expression of integrin ανβ3 in the endometrium of controlled ovarian hyperstimulation mice [J]. Chinese Journal of Integrative Medicine, 2013, 19 (10): 755-760.

2. 提高卵子质量和卵巢储备功能

连方等人①从人卵泡液代谢组学及钙离子（$Ca^{2+}$）浓度探讨二至天癸颗粒提高卵细胞质量的机制，探讨体外受精-胚胎移植周期人卵泡液代谢组学及 $Ca^{2+}$ 浓度、胆碱酯酶、肌酐对卵细胞质量及妊娠结局的影响。57 例患者在体外受精-胚胎移植后被随机分为两组：试验组（27 例）和对照组（30 例），两组均给予常规西药治疗，但试验组同时接受二至天癸颗粒治疗，对照组同时接受六味地黄颗粒治疗。观察并比较两组的肾阴虚证候积分、卵泡数、受精率、卵裂率、优质胚胎率、妊娠率、卵泡液 $Ca^{2+}$ 浓度、胆碱酯酶、肌酐及代谢组学变化。

试验组治疗后肾阴虚证候积分为 8.30±1.46，受精率为 0.82±0.09，卵裂率为 0.97±0.07，优质胚胎率为 0.51±0.18，均优于对照组；用主成分分析法分析两组卵泡液代谢组学，试验组主要分布于Ⅰ区，对照组主要分布于Ⅱ区，两组卵泡液代谢组学有明显差异。妊娠组卵泡液主要分布于Ⅰ区。试验组的 $Ca^{2+}$ 浓度显著高于对照组（$P<0.05$）。试验组血浆胆碱酯酶、肌酐含量均高于对照组，但差异无统计学意义。在调节卵泡液代谢组学及 $Ca^{2+}$ 浓度、提高卵细胞胚胎质量、提高患者体外受精-胚胎移植后妊娠率方面，二至天癸颗粒的疗效优于六味地黄颗粒。

① 连方，赵斌，吕雪梅，等. 二至天癸颗粒对体外受精-胚胎移植患者卵细胞代谢组学及 $Ca^{2+}$ 浓度的影响［J］. 中国中西医结合杂志，2010，30（01）：22-25.

有学者①研究了补肾调冲法对多囊卵巢综合征患者抗米勒管激素（AMH）及卵细胞质量的影响，探讨补肾调冲法对多囊卵巢综合征患者卵子质量的影响。结果表明：治疗组单个卵细胞雌二醇水平、优质卵率、受精率、卵裂率和优质胚胎率均显著高于对照组（$P<0.05$）。与对照组比较，治疗组卵泡膜血流搏动指数（PI）及阻力指数（RI）较低（$P<0.05$）。治疗组血清和卵泡液中 AMH 水平明显低于对照组（$P<0.01$）。AMH 水平与优质卵率、优质胚胎率呈明显负相关。

补肾调冲法可以改善多囊卵巢综合征患者的卵子质量。其作用机制与调节 AMH 在血清及卵泡液中的水平，调节高雄激素水平，改善多囊卵巢的病理生理变化，改善卵巢微环境有关。这项机制还有必要进行进一步的研究。

3. 调节卵泡液中蛋白质的表达

连方等人②观察六味地黄颗粒对肾阴虚证的不孕症患者体外受精-胚胎移植结果的影响，并通过检测卵泡液中蛋白质组的表达探讨其作用机制。结果显示治疗组的症状评分明显下降（从 16.09±2.58 到 8.67±2.13），而对照组变化不明显；治疗组优质卵率、优质胚胎

---

① 连方，赵帅. 补肾调冲法对多囊卵巢综合征患者抗苗勒氏管激素及卵细胞质量的影响［J］. 中国中西医结合杂志，2012，32（01）：9-12.

② Lian F，Wu HC，Sun ZG，et al. Effects of Liuwei Dihuang Granule（六味地黄颗粒）On the Outcomes of In Vitro Fertilization Pre-Embryo Transfer in Infertility Women with Kidney-Yin Deficiency Syndrome and the Proteome Expressions in the Follicular Fluid［J］. Chinese Journal of Integrative Medicine，2014，20（07）：503-509.

率和临床妊娠率均优于对照组。卵泡液的蛋白质表达图谱显示，与对照组相比，对照组发现 33 个异常表达的蛋白，其中 18 个下调，15 个上调；治疗组发现 28 个异常表达的蛋白，其中 15 个下调，13 个上调。研究者认为，对于接受体外受精的不孕症患者，六味地黄颗粒可以缓解临床症状，提高优质卵率和优质胚胎率，从而提高临床妊娠率。其机制可能是通过调节卵泡液中蛋白质组的表达来改善卵子发育的微环境，从而使胚胎着床成功。

4. 提高受精率，促进早期胚胎发育

有研究①探讨了中药复方补肾活血汤对女性生殖功能的影响，阐明其治疗不孕症的作用机理。该研究以含补肾活血汤的兔子血清与非交配小鼠的精子和卵子共同培养，他们观察了体外受精率的变化及早期胚胎发育率，发现与补肾活血汤含药血清共同培养后，体外受精率明显升高（$P<0.01$），后续不同时期的早期胚胎发育率也明显提升。他们认为，补肾活血汤能提高受精率，促进早期胚胎发育。

5. 控制卵巢过度刺激

控制性超促排卵是广泛应用于辅助生殖技术的一项疗法，但它往往会导致子宫内膜容受性降低，不利于胚胎着床，降低妊娠率。之前已经有研究证实中药滋肾育胎丸在防止流产以及治疗复发性流

---

①　杨桂云，王佩娟，贾晓斌，等. 补肾活血汤对小鼠体外受精及其早期胚胎发育的影响［J］. 中国中西医结合杂志，2001（07）：522-524.

产方面有效，它可以提高接受体外受精-胚胎移植治疗患者的受精卵着床率。除此之外，该中药还可以改善不同阶段小鼠子宫内膜发育的状况。从分子角度、实时荧光定量 PCR、蛋白质印迹测定等方面均能显示滋肾育胎丸能上调 HOXA10 mRNA 的表达，这是子宫内膜容受性的一个重要标志。HOXA10 mRNA 表达增加，下游靶基因整合素 β3 亚基亦增加。因此，滋肾育胎丸可改善子宫内膜容受性和受精卵着床率①。

有学者②研究了滋阴抑亢调冲汤对卵巢过度刺激综合征模型大鼠的血管内皮生长因子（VEGF）、肿瘤坏死因子-α（TNF-α）、血清雌二醇（$E_2$）和小鼠腹腔毛细血管通透性的影响，探讨滋阴抑亢调冲汤治疗卵巢过度刺激综合征的疗效及其作用机制。60 只 22 天大的雌性小鼠随机被分为正常对照组、模型组、滋阴抑抗调冲汤组、吲哚美辛组，每组 15 只。除正常对照组外，其他三组用孕马血清促性腺激素和人绒毛膜促性腺激素建立卵巢过度刺激综合征模型。造模成功后分别灌胃给予不同剂量药物。一周后，处死大鼠，观察各项指标，他们发现滋阴抑亢调冲汤能降低血清 $E_2$、VEGF 的含量、TNF-α 和腹腔冲洗液中亚甲蓝的含量（$P<0.05$，$P<0.01$），下调卵巢组织 TNF-α 蛋白表达（$P<0.05$），改善卵巢过度刺激综合征模型大鼠卵巢形态学变化。他们认为，滋阴抑亢调冲汤可以通过改善腹

---

① 高琦，王春华，蔡霞．滋肾育胎丸对促排卵小鼠着床期子宫内膜 HOXA10 及下游激素 β3 表达的影响［J］．生殖医学杂志，2015，24（07）：578-582.

② 程蕾，黄鹏，邱晓晓，等．滋阴抑亢调冲汤对卵巢过度刺激综合征大鼠 TNF-α、$E_2$ 和腹腔毛细血管通透性的影响［J］．浙江中医药大学学报，2016，40（07）：526-531.

腔毛细血管通透性，降低血清 $E_2$、VEGF、TNF-α，下调卵巢组织 TNF-α 蛋白的表达，从而治疗卵巢过度刺激综合征。

## 三、中医对多种辅助生殖技术的支持作用

来自许多国家的临床报道验证了中医对多种辅助生殖技术都有支持和辅助作用。

### 1. 中医对宫腔内人工授精治疗的准备作用

在一项回顾性研究中，研究者①将试验组 29 例 30~45 岁接受宫腔内人工授精结合中医治疗的女性的疗效，与对照组 94 例 28~46 岁只接受宫腔内人工授精治疗的女性的疗效进行比较。试验组除接受宫腔内人工授精治疗外，每周接受针灸和中药治疗，在以色列卫生部批准应用的草药范围内，根据个体情况辨证施治。

在妊娠率和婴儿出生率方面，试验组的疗效远优于对照组。试验组的妊娠率为 65.5%，出生率为 41.4%，而对照组的妊娠率为 39.4%，出生率为 26.9%。当将年龄差异纳入统计中时，其差异更加明显。

---

① Hunka G (2012) East meets west to boost fertility, Traditional Chinese medicine makes fertility treatments far more effective, Tel Aviv University researchers discover, American Friends of Tel Aviv University 9th Jan 2012.

2. 中医治疗为卵细胞质内单精子注射做准备

张慧琴等人①观察中药补肾生精汤结合卵细胞质内单精子注射治疗伴随严重少精子症和无精子症的男性不育症的作用。164 例患者随机被分两组：中药组（82 例）和对照组（82 例）。中药组于应用卵细胞质内单精子注射前 2~3 个月服用补肾生精汤，对照组只接受卵细胞质内单精子注射。观察两组精子的密度、活力、存活率和畸形率，以及活性氧水平、获得卵子数、MⅡ级卵数、平均移植胚胎数、受精率、卵裂率、可用胚胎率和临床妊娠率。与对照组比较，中药组精子密度和活力均高于对照组，畸形率和活性氧水平均较对照组低（$P<0.05$）。此外，中药组也有较高的受精率和临床妊娠率（$P<0.05$）。研究表明，补肾生精汤具有降低精液中活性氧水平、提高精子质量的作用，有助于改善严重少、弱精子症患者配偶的自然受孕能力，提高精子的活力、卵子受精率和临床妊娠率。

3. 中医治疗为冻融胚胎移植做准备

吴敬之等人②研究了中药对自然周期冻融胚胎移植临床妊娠率和种植率的影响。他们选择正准备接受冻融胚胎移植，并在自然周期有排卵的患者为观察对象。她们在胚胎移植当月被分为治疗组和对

---

① 张慧琴，赵洪鑫，张爱军，等. 补肾生精汤与卵胞浆内单精子注射治疗男性严重少、弱精子症不育的临床观察［J］. 中国中西医结合杂志，2007（11）：972-975.

② 吴敬之，刘颖，黄翠玉，等. 中药在自然周期冻融胚胎移植中的作用［J］. 中国中西医结合杂志，2008（07）：591-593.

照组。两组均接受常规药物治疗，而治疗组额外接受中药治疗。观察两组的临床妊娠率、种植率、种植日子宫内膜厚度、移植后 2 周血清雌激素、孕激素水平。结果发现，治疗组的临床妊娠率和种植率均显著高于对照组，差异均有统计学意义（均 $P<0.05$）。两组子宫内膜厚度、雌激素、孕激素水平差异无统计学意义（$P>0.05$）。该研究认为中药能在一定程度上提高自然周期冻融胚胎移植临床妊娠率和种植率。

4. 中药对体外受精治疗的支持作用

连方等人①评价补肾调冲中药在辅助多囊卵巢综合征患者接受体外受精-胚胎移植治疗中的作用。64 例正进行体外受精-胚胎移植治疗的多囊卵巢综合征患者被随机分为两组：治疗组（36 例）和对照组（28 例），治疗组加服补肾调冲中药二至天癸颗粒。在人绒毛膜促性腺激素注射日，治疗组 A 级分型所占的比例为 75%（27/36），高于对照组的 42.9%（12/28），两组比较有显著性差异（$P<0.01$）。治疗组的优质卵率、受精率、优质胚胎率、临床妊娠率和卵巢过度刺激综合征的发生率分别为（76.8±8.2）%、（73.5±8.9）%、（89.4±14.4）%、36.11%（13/36）和 5.56%（2/36），对照组分别为（64.4±8.7）%、（68.2±10）%、（79.5±15.2）%、21.43%（6/28）和 10.71%（3/28），两组比较差异均有统计学意义。治疗组人绒毛膜促性腺激素使用量为 33.8±12.5 支，对照组为 47.6±18.2 支，两

---

① 连方，孙振高，张建伟，等. 中药联合体外受精-胚胎移植治疗多囊卵巢综合征临床研究［J］. 中国中西医结合杂志，2008（11）：977-980.

组比较差异有统计学意义。然而两组取卵数比较差异无统计学意义（P>0.05）。他们以在体外受精-胚胎移植时结合使用补肾调冲中药可以减少人绒毛膜促性腺激素用量，提高临床妊娠率。

连方和李晓娜①研究了中药丹莪妇康煎膏提高接受体外受精-胚胎移植治疗的子宫内膜异位症患者卵细胞和胚胎细胞质量的作用机制。70 例已通过腹腔镜确诊的子宫内膜异位症患者被随机分为两组，治疗组和对照组各 35 例。治疗组患者接受丹莪妇康煎膏及控制性超促排卵治疗，对照组接受安慰剂和控制性超促排卵治疗。此外，另有 35 例因男方因素接受卵细胞内单精子注射的患者作为正常对照组。该研究比较了各组的获卵数、卵裂率、受精率、优质胚胎率和妊娠率。治疗组颗粒细胞中 GDF-9 mRNA 的表达显著高于对照组，差异有统计学意义（P<0.05），但与正常对照组相比无统计学差异。两组卵裂率无显著性差异（P>0.05）。治疗组受精率和优质胚胎率均高于对照组，差异有统计学意义（P<0.05），与正常对照组比较差异无统计学意义。他们认为，丹莪妇康煎膏可以提高子宫内膜异位症患者接受体外受精-胚胎移植治疗时卵细胞与胚胎质量，其机制可能与调节颗粒细胞 GDF-9 mRNA 水平相关。

基础和临床研究均证实，通过规律性的针灸和中药来调理月经周期可以提高辅助生殖技术的成功率。中医可以改善卵巢功能和激素水平，改善子宫内膜容受性，调整生殖系统功能。

---

①　连方，李晓娜．丹莪妇康煎膏提高子宫内膜异位症体外受精-胚胎移植患者卵细胞质量及 GDF-9 表达的研究［J］．中国中西医结合杂志，2013，33（09）：1179-1182.

虽然针灸和中药的疗效已经被证实，但是其作用机制仍需要进一步深入研究。虽然许多文章中都强调针灸、中药或中医综合治疗能够改善患者整体情况，但是如果患者只是在接受辅助生殖技术治疗期间以针灸或中药为辅助手段，其疗效可能并不能及时表现出来。因此，我们建议患者在接受辅助生殖技术治疗之前即接受针灸、中药或中医综合治疗，这样中医治疗的作用才更能明确。

对于卵巢、子宫等无明显异常或缺乏明确诊断的患者，可根据其月经周期中不同阶段的症状表现应用中药、针灸或中医综合治疗辨证施治。举例来说，如果想要成功地种植，你必须在播种之前，全面地深翻土地，以保证良好的土壤条件；如果你希望顺利地受孕，就需要改善子宫内膜以及盆腔局部的循环，以创造一个良好的局部环境。针灸和中药的促孕治疗，可以比喻成为子宫和整个盆腔建立一个良好健康的环境。如果患者拥有良好的身体条件，接受体外受精或其他辅助生殖技术的治疗后，都应该可以顺利受孕。这就是针灸、中药或中医综合治疗提高辅助生殖技术成功率的原理。(程黎娇子中译)

## 第四节　针灸支持辅助生殖技术促孕的研究

体外受精（IVF）是针对各种原因导致的不孕症的有效治疗方法，借助该技术，全世界已成功孕育了超过350万个婴儿。近年来，许多患有不孕不育症的夫妻在进行IVF或卵细胞质内单精子注射（ICSI）时选择针灸来辅助治疗。

自从 1999 年第一篇关于针灸对 IVF 效果影响的临床研究发表后，又出现了 40 多项试验。然而，这些试验的结论是不一致的。最近的一篇综述得出结论，针灸可以改善 IVF 的效果，其机制可能与增加子宫血流量，抑制子宫痉挛以及改善抑郁、焦虑和心理压力等因素有关。2008 年发表的文章运用系统评价的方法探讨了针灸对于 IVF 效果的影响，结论显示针灸可以提高接受 IVF 治疗的患者的受孕能力或活产率。另一篇系统评价也表明针灸能够改善接受 IVF 治疗的患者的临床妊娠率和活产率。然而，也有研究认为针灸对 IVF 结果没有改善作用。2010 年一项 635 例接受 IVF 或 ICSI 治疗的患者参与的多中心、大型、随机、双盲对照研究也未能证明针对胚胎移植施用针灸能够对 IVF 或 ICSI 的结果有影响。2011 年发表的 309 例接受 IVF 或 ICSI 治疗的患者参与的另外一项大型、前瞻性、随机、单中心、单盲对照研究显示，受精卵植入前后施用电针治疗显著改善了 IVF 的临床疗效，提高了临床妊娠率。尽管中医师和患者认为针灸能够改善 IVF 的治疗结果，但是如果想将中医相关干预措施纳入常规治疗方案中，仍需要提供高质量的证据。

尽管相关的临床、基础研究结论各异，但相关专家已经达成了对治疗方案关键部分的共识，这也有利于使用中西数据库来评估随机和非随机试验的现有证据，这些数据库可以为今后的试验设计提供指导。

## 一、研究方法

为了回顾有关针灸作为 IVF 辅助治疗的现有研究，我们对以下数据库进行了文献检索：MEDLINE（国际性综合生物医学信息书目数据库，1966年至2012年1月）、SCISEARCH（1974年至2012年1月）、EBSCO（1982年至2012年1月）、Cochrane临床对照试验资料库（2012年1月）、AMED（补充医学文献数据库，1985年至2012年1月）、EMBASE（1974年至2012年1月）、万方数据库（1982年至2012年1月）、CNKI（中国知网，1982年至2012年1月）、中国期刊文献索引（1978年至2012年1月）、ISI Proceedings学术会议录数据库和ISRCTN国际标准随机对照试验注册库。

检索词："针灸""经穴点压""艾灸""耳针""激光针灸""耳穴疗法""针灸治疗""经皮穴位电刺激""中药"；"试管受精""体外受精""胞浆内精子注射""辅助生殖技术""辅助生殖治疗""卵母细胞""卵子采集""胚胎移植""胚胎植入"。

针灸干预包括传统的针刺、耳针、电针、激光针灸等针灸方法。该研究也纳入了中药与针灸联合应用的研究。由于研究的重点是针灸是否能够改善IVF的结果，因此纳入的文献至少可以提取以下结果：临床妊娠率、生化妊娠率、持续妊娠率、植入率、活产率和流产率。这次研究中没有对语言或出版物进行限制。由于缺乏关于IVF结果的精确数据或取消IVF周期数的数据不一致，有5篇文献被排除在外。我们从纳入的文献中提取以下数据：参与者、国家、治疗前的干预措施、IVF结果、随机分组、单中心或多中心、潜在的分配因素、控制和安慰剂方法、双盲法、基线可比性、针灸师遵守的针灸实施标准以及相关的临床试验报告。

## 二、研究结果与讨论

这次研究共纳入了 33 个随机对照试验和 5 个非随机对照试验。系统评价是评估随机和非随机对照试验的现有证据，为未来的试验设计提供指导。由于我们是 2010 年 10 月完成的该综述分析的系统评价，所以在此之后发表的研究没有被纳入，通过评价总结确定的个别研究和这些研究之间的差异，我们认为可能影响研究成果的关键因素如下。

（1）主要研究目的：其中 6 项研究主要用于评估针灸与常规镇痛的差异，即在进行阴道超声穿刺取卵术时使用针灸的疼痛缓解作用，而其他研究旨在评估针灸对 IVF 结果的影响。

（2）地理位置：该系统评价涉及德国、丹麦、瑞典、意大利、奥地利、澳大利亚、美国、巴西和中国，患者经验、治疗预期和对针灸认知的国家间差异可能导致结果的差异。

（3）单中心与多中心研究及治疗方案的差异：在所有 38 项文献中，只有 4 项是多中心试验。单中心试验可能由于 IVF 或 ICSI 方案的不同而产生更加不一致的结论，例如用于控制卵巢过度刺激综合征的方案，其基线临床妊娠率和活产率，各种中心之间有显著差异。

（4）研究规模：相关研究的平均参与人数为 190 例，范围为 10~1000 例。在对各文献结论的分析中，我们发现 IVF 结果受到许多混杂因素的影响，如患者的生活方式、妇科情况和 IVF 的相关因素。暴露与混合因素之间相关性的绝对值越高，所需的样本量越大。

迄今为止，许多研究的样本量尚不足以证明其结果有意义。

（5）参与者特点：虽然部分研究描述了详细纳入标准，但多数研究未对纳入标准进行详细说明。而在大型前瞻性研究中，女性年龄、体重指数和其他已知的混合因素，如以前的 IVF 周期数、月经持续时间和不孕原因、吸烟和酒精摄入等生活方式因素都非常重要，在以后的研究中这些应该被清楚地描述。

（6）提供针灸治疗的场所：针灸治疗的场所包括医院、辅助生殖治疗中心，针灸师个人诊所和患者家中。压力过大、焦虑和抑郁症可导致 IVF 患者的妊娠率下降。焦虑和抑郁症对由于输卵管问题导致的不孕症患者的 IVF 治疗和临床妊娠率有负面影响。在控制其他因素时，我们发现针灸治疗场所的不同也会造成患者情绪的不同，进而影响疗效。

（7）控制和安慰剂的选择：无干预、浅针刺、非穴位针刺、假激光针灸等都是对照组选用方法。但是，有研究认为安慰针灸并不适合作为对照组。如此多的不同控制因素可能会影响干预的功效，并导致测量结果的变异。我们应该鼓励将针灸与无针刺干预或其他有希望的辅助治疗相比较。

（8）双盲法：在被纳入的所有研究中，只有 15 项研究运用了双盲法。双盲法可在一定程度上保证结果的客观性。

（9）针灸取穴和刺激量：这些研究中，包括传统针灸、耳针、电针灸和激光针灸。针灸的取穴、电针的频率和强度变化都可能会影响结果，但在某些情况下，这些细节的记录并不完善。根据 STRICTA 标准，这些细节应包括每位患者每个疗程的针刺量（平均值和范围)、穴位的名称（若不是标准穴位名称，应用位置描述)、单侧或双侧穴位、基于指定的测量单位或特定组织的针刺深度、针刺反应（例如得气或肌肉抽动等)、针刺方法（例如手动、电刺激等)、留针时间、针型（直径、长度、制造商或材料)、治疗次数、治疗频率和持续时间以及是否有其他辅助的治疗措施（如艾灸、拔罐、中药、运动、生活方式改变等)。在 38 项研究中，4 项研究联合应用针灸和中药，能够提高 IVF 疗效。

（10）穴位选择和使用诊断模式：在大多数研究中，针灸方案是根据临床实践经验、传统文献和中医专家论证确定的。内关、地机、太冲、归来、足三里、三阴交和血海是最常针刺的穴位。尽管这些研究各有不同，但大多数取穴有重合。但从中医辨证论治来讲，应根据患者个体情况选择穴位。在这 38 项研究中，仅有一项研究运用辨证论治，将患者分为三组，每组选用不同穴位。

（11）针灸使用时间：在一些研究中，针灸在阴道超声穿刺取卵术期间应用，以评估其对疼痛的缓解作用。在大多数试验中，针灸时间与胚胎移植周期一致。在 IVF 期间提供针灸干预的时间不同是否会影响结果的变化，需要进行进一步研究，以确定针灸辅助治疗 IVF 最有效的时间。

（12）针灸师：针灸师的教育背景、经验等可能会对结果产生一定影响。这些研究中的针灸师包括中医医生或执业者、经过训练的护士、传统针灸师和经过训练的妇科医生。这些人员的培训时间、临床经验、评估具体情况的专业能力，以及可能与试验有关的实践经验，应在今后的研究中予以明确说明。

（13）IVF 结果指标的定义：IVF 结果包括临床妊娠率、生化妊娠率、持续妊娠率、植入率、活产率和流产率。但是大多数研究中，研究者没有给出这些结果指标的确切定义，而在其他研究中，结果指标的定义往往是不同的，例如，在一些研究中，持续妊娠率被定义为超过 10 周妊娠的怀孕，在其他研究中，它被定义为超过 16 或 18 周妊娠的怀孕。IVF 结局指标定义的变化可能产生不同的结果。

## 三、对未来研究的建议

目前的研究仍具有局限性，在未来的研究中需要采用更为严格的方法。

（1）多中心研究：早在 2006 年，就有学者建议建立一个国际多中心研究小组来评估针灸对 IVF 和 ICSI 结果的影响。使用相同研究设计的多中心试验可以减少由 IVF 或 ICSI 的不同方案引起的差异，以及不同中心之间观察到的基线情况的差异。

（2）对影响 IVF 结果的各种因素进行分类控制或观察，这些因素包括：生活方式因素（孕产妇年龄、体重、维生素和碘摄入量、酒精和咖啡因摄入量、吸烟情况、心理压力、环境污染物、氧化应激等）、妇科因素（不孕不育的原因、子宫肌瘤等）、以前的 IVF 周期数、男性因素、种族和种族特异性等。一些 IVF 相关因素，包括月经周期第 3 天的促黄体生成激素、促卵泡激素、总睾酮和血清雌二醇的水平，优质胚胎率和受精率等已被证明对大型前瞻性研究中的 IVF 结果具有重要影响。

（3）使用 STRICTA 标准使试验可重复。修订后的 STRICTA 包括

6 个项目和 17 个子项目，其中规定了针灸理论报告指南、针刺细节、治疗方案、其他治疗组成部分、从业者背景以及对照或对照药物干预等方法。STRICTA 已经为研究者提供了一种方法，有利于研究者用清单中的要求形成自己的干预方案，尽可能准确地描述试验方案，提高其可重复性。同时患者对针灸的认知、期望和经验，以及穴位的选择和针刺的视觉效果都可能对结果产生影响。

（4）针灸作为中医药的重要组成部分，是以中医理论为基础的。根据中医理论对患者进行正确辨证可预测针灸对 IVF 或 ICSI 结果的影响；判断哪些证型是主要的。针灸治疗的一些关键因素，包括针具刺入的角度、方向和操作手法（提插以及捻转手法等），以及这些操作方法所达到的治疗强度均基于不同 IVF 患者不同的证型而有所区别。因此，详细的固定方案应基于对患者进行的正确的中医辨证。

（5）在最合适的时间内提供足够的刺激量。迄今为止的大多数试验仅给出了两种针灸治疗时间，一种为胚胎移植期间，少数患者是在阴道超声穿刺取卵术中接受针灸。但他们的主要目标是镇痛而不是辅助生育。另一种为促排卵之前或促排卵时进行针灸以辅助治疗。而对卵巢过度刺激综合征的治疗似乎更符合中医药的理论与经验，但是目前还没有相关的研究。

（6）足够的样本量。与任何临床试验一样，样本量应根据之前的研究进行合理计算，并考虑到综合因素的影响。

（7）在未来研究中应该使用与 IVF 结果有关的所有指标。由于针灸的复杂性和诸多未知因素，研究应该使用更多的指标。除了上文提及的常用指标外，还应进一步考虑一些相关指标，如受精率、胚胎分割率、优质胚胎率和出生缺陷发生率。母亲的身体状况和宝宝的健康水平也应该是重要的观察指标。

希望这些建议能够为更好的试验设计提供指导，从而提高针灸用于体外受精的证据质量。(孙千千中译)

## 第五节　中医药和试管婴儿技术结合的相关研究

每年超过100万对不孕不育夫妻会选择试管婴儿。在欧洲，每年会进行超过30万次IVF或ICSI。在美国，通过IVF或ICSI出生的婴儿占总出生人数的2%~3%。中医药作为一系列传统医学实践的重要组成部分，被广泛用于改善女性身体状态，防止怀孕初期流产，以及缓解更年期症状。近年来，许多患有不孕不育症的夫妻在进行IVF时选择中医药治疗作为辅助治疗手段，但由于临床试验结论不一致，临床医生和患者难以决定是否应该使用中医药来提高IVF的成功率。

### 一、标准化临床试验

中医药对试管婴儿成功率的影响取决于许多因素，如基于中医理论对患者病情的诊断、中医治则、中药或穴位的选择、中医师的能力、针灸类型（传统针刺、电针针刺、激光针刺或耳针）、中药的加工和剂型。为了规范临床试验，以下几点可能有助于进一步的研究设计：①对中药或穴位的选择，应该基于对患者病情正确的中医辨证；②应用标准化针灸方法或标准化加工的中药或标准化的方剂，以提高研究的可比性；③婴儿出生存活率应作为主要观察指标；④治疗期间的激素和心理情况相关数据应予收集；⑤由于不孕不育症患者的诊疗经历在不同国家中有所差异，患者对于中医的期望和认知可能导致 IVF 结果的差异，因此，研究迫切需要国际合作；⑥由于各个 IVF 或 ICSI 中心的治疗方案存在差异，因此，应建立国际多中心研究组以评估针灸对 IVF 和 ICSI 成功率的影响；⑦许多已被证明的混合因素可以影响 IVF 的成功率，因此，这些因素应该被考虑在内；⑧对于使用针灸治疗的临床试验，应使用针灸临床试验报告标准来报告干预方案，使研究方案可被重复使用；⑨依据基于中医理论的对患者综合症状的正确诊断，建立详细的固定方案；⑩应在最适宜的时间段内，提供足够的治疗刺激量。

## 二、“定位”中医治疗的最佳时机

如图 1-1 所示，在 IVF 的不同时机进行中医干预可能会对结果造成影响，因此需要进行“标准化”研究，在适当的时机提供中医治疗以达到最佳疗效。例如，在一些研究中，针灸被应用于阴道超

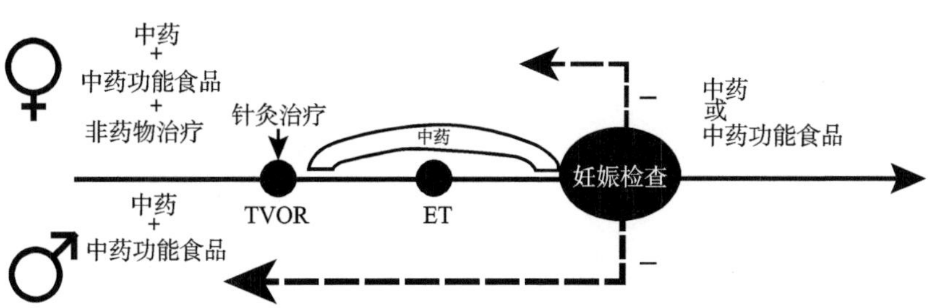


图 1-1　在 IVF 之前、期间及之后中医治疗的最佳时机

声穿刺取卵术之前，以评估其镇痛作用，而在其他试验中，针灸被应用于胚胎植入之后。在进行阴道超声穿刺取卵术之前，中药包括从中药中提取的功能性食品，能够巩固自然月经周期、改善卵泡发育、增强卵巢对超促排卵控制药物的反应性，同时预防卵巢过度刺激综合征，并改善子宫内膜容受性。非药物治疗通常用于阴道超声穿刺取卵术和胚胎移植，以缓解患者的焦虑情绪，从而改善 IVF 的成功率。但是，在确认怀孕后，不应再进行非药物治疗，特别是针灸治疗。在患有不明原因性不孕不育症、卵巢功能早衰、多囊卵巢综合征，或出现闭经、由卵巢问题引起的月经周期推迟，以及患者希望尽快怀孕的情况下，中医药可与 IVF 联合应用，以提高妊娠成功率。

总之，虽然在一些临床试验中并没有发现中医药能够有效提高 IVF 成功率，但做出是否选择中医药的最终决定之前，应该进行更多基于中医理论的、标准化的、大规模的、随机和多中心的试验，以确定方案，提高 IVF 的成功率。(程黎娇子中译)

第二章

# 不孕症的中医药治疗

不孕症通常被定义为一对夫妻在未进行避孕措施的情况下，在一年内未能成功受孕。

不孕症可分为原发性不孕症和继发性不孕症。原发性不孕症是指未避孕但从未受孕；继发性不孕症是指曾经怀孕而后未避孕但出现不孕。

引起女性不孕症的原因如下。

（1）排卵异常：①排卵障碍和无排卵；②多囊性卵巢和多囊卵巢综合征；③卵巢储备功能下降与卵巢早衰；④黄体功能不足（常导致习惯性流产）。

（2）子宫内膜容受性不良：①子宫内膜异位症；②子宫黏膜下肌瘤；③子宫内膜炎和宫颈炎。

（3）输卵管异常：①输卵管炎症和阻塞；②衣原体和支原体感染。

（4）内分泌因素：①高泌乳素血症；②高雄激素血症。

（5）其他代谢或慢性疾病影响：①甲状腺疾病；②肥胖；③红斑狼疮。

（6）压力过大、免疫失调等。

我们将从中医的视角分别阐述如何诊断和治疗上述疾病。

## 第一节 排卵障碍和无排卵

女性在成长的过程中，如果出现卵巢萎缩、缺损或功能退化，或由其他相关疾病引起如早期闭经、多囊性卵巢等症状，都有可能导致不孕；促黄体素分泌不足会导致子宫内膜变薄而出现不孕；卵巢功能下降、卵巢早衰、卵巢肿瘤或囊肿也可以导致不孕。以上疾病都是通过影响排卵功能而导致不孕。

在不孕症中，由排卵障碍引起的不孕发生率超过25%。中医可以治疗卵巢病变、改善卵巢功能，特别是在卵巢疾病的早期阶段，中医可以预防一些疾病的发生，同时也可以发挥治疗不孕、促进受孕的作用。

部分不孕症患者的卵巢可以产生卵泡，但不能正常排卵和分泌促黄体素，因此常表现为月经不调、经期推迟、月经量少，甚至闭经。她们中的少数人还可表现为崩漏。

### 一、排卵的发生

正常排卵是在所有相关器官功能正常的情况下，下丘脑-垂体-

性腺轴作用而产生，正常月经周期为 28~32 天。

卵泡期：优势卵泡从月经周期第 1 天起每天增长 1~2 毫米，在第 14~16 天达到 18~26 毫米，最终破裂形成排卵期。该过程在雌激素的作用下进行，雌激素由卵巢分泌，受脑垂体分泌的促卵泡激素调节。

排卵期：排卵应在垂体分泌的促黄体素出现波动后 24~26 小时，即促黄体素出现峰值后 10~20 小时发生。促黄体素的波动影响卵子在卵泡内的最终成熟，促进卵泡破裂和卵子排出。

黄体期：卵巢受促黄体素影响分泌孕酮。如果这一时期无受精卵着床，随即进入月经期。

## 二、排卵障碍和无排卵的病因及临床症状

染色体异常、过度紧张和焦虑、运动过量、遇气候或环境剧烈变化、患有慢性疾病或营养不良，都可能影响下丘脑-垂体-性腺轴，造成这个系统功能异常，使得雌激素分泌减少，并造成其功能紊乱，不能刺激促黄体素到达峰值，或者不能刺激促卵泡激素促进卵泡发育，因此导致无排卵。

无排卵的临床症状可表现为月经不调、经期推迟、月经量少，甚至闭经。可伴有经前期其他不适症状。

## 三、现代医学的诊断和检查

临床表现可见月经不调、月经量少、白带少；婚后并未采取避

孕措施而不孕。

孕酮有产热效应，当它达到足够浓度时，将导致基础体温升高0.5度左右，持续10天。如果缺少典型的双向型体温和促黄体素变化则证实孕酮浓度没有升高，且无排卵。

子宫内膜活检、超声检查也可以监测排卵。促卵泡激素低于正常水平或FSH/LH<3，都可以确定没有发生排卵。

## 四、排卵障碍和无排卵的中医辨证论治

中医认为，排卵障碍和无排卵属于肾精不足。肝藏血，肾藏精，因此，先天不足可以导致肾精不足，慢性病也可以损伤肾阴和肾精；长期压力过大可致肝气郁结，郁而化火，损伤肝血，亦可损伤肝阴、肾阴，进一步损耗肾精。若人体阴阳失衡，阴虚、血虚或气虚进一步发展，可成肝血虚或肾精亏虚。

所以血、阴、精3种重要物质的不足是卵泡无法正常形成、发育、成熟和排出的主要病理因素；如果不断损耗阴血，身体机能则会发生紊乱，导致月经不调、无排卵，甚至闭经。

### （一）中医辨证分型及中医治疗

#### 1. 肾阴虚

临床症状：不孕，经期推迟，月经量少；或经期缩短，经血色鲜红或淡，月经量少。可伴有白带少，头晕，腰酸背痛，咽干，潮热，眠差，便干，体瘦。脉弦细或脉弦细数，舌红，苔有裂纹，边

有齿痕。

治疗原则：滋阴养血，补肾益精。

中药处方：归芍地黄汤加减。当归 10g，白芍 10g，山药 10g，熟地黄 10g，牡丹皮 10g，茯苓 10g，山茱萸 9g，泽泻 9g，女贞子 12g，怀牛膝 12g。上述中药混合煮沸，后改文火煎出药汁，每日 1 剂，分 2 次服。

2. 肾阳虚

临床症状：不孕或继发性不孕，经期推迟，月经量少，经血色淡，无血块。可伴有白带少，性欲低下，头晕，腰酸背痛，腹冷肢寒，小便频数，便干或便溏，神疲乏力。脉弦细，舌淡红，苔薄腻。

治疗原则：滋阴助阳，养血益精。

中药处方：补天五子种玉汤加减。熟地黄 12g，当归 12g，枸杞子 12g，牡丹皮 9g，茯苓 9g，泽泻 9g，女贞子 9g，覆盆子 9g，山药 9g，怀牛膝 9g，杜仲 9g，五味子 9g，车前子 9g，紫河车 9g，巴戟天 9g，蜂蜜 1 勺。上述中药混合煮沸，后改文火煎出药汁，每日 1 剂，分 2 次服用。

3. 心肝火旺

临床症状：不孕，经期推迟，月经量少；或经期缩短，月经量少，色红，有血块，少腹胀。可伴有白带少，头晕，腰酸背痛，胸胁烦满，精神抑郁，嗳气，眠差或失眠，咽干，体瘦，大便干，小便黄，咽部有异物感。脉弦细涩，舌边红，苔薄黄腻，边有齿痕。

治疗原则：滋阴养血，疏肝平心。

中药处方：滋阴生肝饮加减。当归 10g，赤（白）芍 10g，山药 10g，山茱萸 10g，干地黄 10g，牡丹皮 10g，茯苓 10g，柴胡 5g，郁金 9g，五味子 5g，钩藤 15g，合欢皮 9g。上述中药混合煮沸，后改文火煎出药汁，每日 1 剂，分 2 次服。

4. 脾胃虚弱

临床症状：不孕，经期推迟，月经量少；或经期缩短，经血色红、质稀。可伴有白带少或白带黏稠，头晕，腰酸背痛，胸胁烦满，脘腹胀满，便溏，神疲乏力，体瘦。脉弦细弱，舌淡红，苔白腻，边有齿痕。

治疗原则：健脾滋阴，养血益精。

中药处方：参苓白术散加减。太子参 10g，白术 10g，茯苓 10g，怀山药 10g，桔梗 9g，木香 6g，赤（白）芍 10g，山茱萸 10g，莲子肉 10g，神曲 10g。上述中药混合煮沸，后改文火煎出药汁，每日 1 剂，分 2 次服。

5. 气滞血瘀

临床症状：不孕，经期缩短，经血色淡或色深，质稀或稠；或经期推迟，经血量多，色深，有较大血块，少腹胀，头晕，腰酸背痛，胸胁烦满，眠差，口干不欲饮。脉弦细涩，舌紫暗，或边有紫色瘀点。

治疗原则：滋阴养血，行气活血。

中药处方：滋阴化瘀生精汤（验方）。丹参 10g，赤（白）芍 10g，山药 10g，山茱萸 10g，制鳖甲 10g，干地黄 10g，红花 5g，山楂 9g，牡丹皮 9g，川续断 9g，夜交藤 15g。上述中药混合煮沸，后改文火煎出药汁，每日 1 剂，分 2 次服。

6. 痰湿内蕴

临床症状：不孕，经期推迟，经血量少色淡，无血块。可伴有白带少，头晕，腰酸背痛，胸胁烦满，口黏腻，痰多，形体肥胖，性欲低下，常自感乏力。脉弦细滑，舌红，苔黄白腻。

治疗原则：滋阴养血，行气化痰。

中药处方：归芍地黄汤合越鞠二陈汤。当归 10g，赤（白）芍 10g，山药 10g，山茱萸 10g，牡蛎 15g，牡丹皮 9g，茯苓 9g，川续断 9g，菟丝子 9g，苍术 12g，香附 12g，制南星 12g。上述中药混合煮沸，后改文火煎出药汁，每日 1 剂，分 2 次服。

临床中，我们应根据患者的临床症状来辨证，判断患者属于哪种证型，对症选用上述方药或其他验方。

如补肾促排卵汤。当归（或丹参）10g，赤（白）芍 10g，山药 10g，熟地黄 10g，山茱萸 10g，川续断 10g，菟丝子 10g，鹿角片（先煎）10g，五灵脂 10g，红花 10g，牡丹皮 10g，茯苓 10g。上述中药需在排卵前服用 5~7 剂。

（二）排卵障碍和无排卵的针灸治疗

基本取穴：关元、气海、归来、三阴交、列缺、子宫。随症使用补法。

取穴分析：关元和气海，可补肾气、益肾精，促进体内气血流通。归来，可刺激排卵，归来有“欢迎回来”之意，类似于中药当归的“回来”；三阴交，足部三条阴经的交会点，可同时刺激三条阴经，以及调节卵巢功能；列缺，手太阴肺经络穴，八脉交会穴之一，通任脉，可刺激任脉、调节排卵；子宫，靠近子宫和卵巢的经外奇穴，可以增强卵巢功能。

随症加减：肾阴虚，加照海、复溜、阴谷、肾俞，以滋养肾阴，用补法；肾阳虚，加太溪、然谷、中极、命门，以补肾助阳，用补法；心肝火旺，加行间、太冲，以平肝火，加神门、内关，以清心火，镇静安神，用泻法；脾胃虚弱，加阴陵泉、公孙、足三里，以健脾养胃，用补法；气滞血瘀，加足三里、血海、膈俞，以行气活血，用补法；痰湿内蕴，加丰隆、阴陵泉，以燥湿化痰，用泻法。

## 五、临床研究

有学者①对针刺配合药物治疗长期无排卵性不孕症的疗效进行了研究。他们将50例长期无排卵性不孕症患者随机分为观察组和对照组，每组25例。观察组采用中药联合针刺治疗，根据患者的月经周期分别给予促卵泡方、促排卵方和促黄体方，并在关元、中极、卵巢等穴施以针刺和艾灸。对照组采用口服克罗米酚和肌肉注射人绒毛膜促性腺激素治疗。治疗6个周期，观察患者的排卵率和妊娠率。

试验结果发现两组的排卵率没有显著差异（$P>0.05$）。观察组

---

① 姜朵生. 针药治疗续不排卵性不孕症疗效观察［D］. 湖北中医学院. 2009.

的妊娠率为 44.0%，显著高于对照组的 16.0%（$P<0.05$）。观察组在宫颈黏液评分和子宫内膜厚度方面优于对照组。

因此，该试验证实相较于口服克罗米酚加肌肉注射人绒毛膜促性腺激素治疗，针灸联合中药治疗可实现较高的妊娠率。

## 第二节 多囊性卵巢与多囊卵巢综合征

多囊性卵巢是指通过超声发现某些女性卵巢上有许多小卵泡。多囊性卵巢可能会导致月经周期延长或闭经，也可能没有症状。它可通过不孕症的常规检查而被发现。该症发病率高，约有 1/5 的女性患有此症。

多囊卵巢综合征是一种与性激素紊乱相关的疾病，主要表现为闭经、不孕、习惯性流产、肥胖、多毛症（出现多余的毛发）和男性化（出现一些男性体征）。它是由雌激素活力不足导致卵巢排卵功能低下引起的，即卵巢不能产生足够数量的成熟卵子，甚至不能排卵。

笔者认为多囊性卵巢是多囊卵巢综合征的早期阶段，属于亚健康状态。针灸和中药都可以治疗，且有些患者很容易被治愈。但多囊卵巢综合征属于器质性病变，需要仔细进行辨证论治，通过长期综合治疗才能达到预期效果。

### 一、多囊性卵巢和多囊卵巢综合征的病因

女性生殖性腺轴由下丘脑、垂体、卵巢组成。在正常周期中，大脑底部的下丘脑腺体产生促性腺激素释放激素（GnRH）。在

GnRH 的刺激下，垂体可以分泌两种激素：促卵泡激素（FSH）和促黄体素（LH），这两种激素在经期对卵巢有直接的影响。

FSH 可刺激卵巢中的小卵泡成长为成熟卵泡。LH 可支持 FSH 刺激卵泡的生长，使卵子变得成熟，并在排卵期前后排出以备受精。一个卵细胞在卵巢中逐渐成长为一个成熟卵泡，并在月经周期的第 14 天左右排出。这个成熟的卵子通过输卵管游到子宫内。如果此时受精，则开始妊娠过程；如果没有受精，则在排卵后 14 天左右，子宫内膜脱落排出，形成月经。因此，28 天是完美的月经周期。

多囊性卵巢患者可在卵巢中发现许多小卵泡。小卵泡直径通常不超过 8 毫米，但正常卵泡的直径应为 20 毫米。从多囊性卵巢患者或多囊卵巢综合征患者的血液检查结果来看，LH 可能增高，FSH/LH 值可能出现异常。这可能是由于卵泡生长成熟缓慢，导致 LH 释放增多；或者可能由于 LH 活性低，导致卵泡生长成熟缓慢。所以患者出现经期推迟。正常情况下，14 天左右能出现排卵，但多囊性卵巢患者排卵需要 18~20 天，甚至更久。如果 LH 过高，或者 LH 活性降低，将出现排卵过少，甚至闭经（有些女性可能有月经，但无卵子排出）。每个育龄期女性都可能出现多囊性卵巢，并可能随时发展成多囊卵巢综合征。

排卵延迟和月经过少的原因有以下几个方面。

（1）遗传：有些女性，甚至有些家庭中的大部分女性自初潮起，就患有月经不调。她们的月经周期往往更长，甚至出现闭经。这可能是基因缺陷或基因突变引起的。

（2）间断或长期使用口服避孕药（雌激素类）可能导致激素紊

乱，LH 活性降低。

（3）长期精神压力过大，或抑郁导致性腺轴功能紊乱。

（4）生活环境或气候突变，影响激素调节。

（5）某些内分泌疾病，如甲状腺功能亢进症或甲状腺功能减退症，可能诱发性激素紊乱。

## 二、多囊性卵巢和多囊卵巢综合征的临床特征

西医常将闭经、肥胖、出现男性体征等临床症状也归为多囊卵巢综合征范畴，但实际上，多囊卵巢综合征的诊断标准十分严格，不是所有的经期推迟、偶尔闭经都可以诊断为多囊卵巢综合征。所以临床上必须明确鉴别多囊性卵巢和多囊卵巢综合征，并尽早进行中医治疗。

### 1. 多囊性卵巢的临床特征

（1）月经后期或经期正常，或偶尔闭经，一般不超过 2~3 个月；月经量正常或量少，持续 4~6 天，无痛经。

（2）可能患有不孕症。

（3）通过超声可见卵巢中有许多小囊泡（未成熟卵泡）。

（4）血液检查正常或 LH 轻度升高。

### 2. 多囊卵巢综合征的临床特征

（1）月经不调：经期推迟，闭经，或月经量多。一般来说，闭经的时间越长，病情越重。

（2）不孕。

（3）习惯性流产。

（4）多毛症（多余的毛发），面部、胸部及四肢有痤疮。

（5）肥胖，BMI（身体质量指数）超过 25。

（6）超声扫描可见卵巢增大，有 10 个以上囊泡（未成熟卵泡）。

（7）血液检查：LH 升高，FSH/LH 值异常，睾丸素升高。

若患者无生育要求，西医常规予以口服避孕药治疗；对于有生育要求的患者，则予以克罗米酚柠檬酸盐 50~100 毫克；并针对特殊症状进行相关治疗。由于多囊卵巢综合征患者进行体外受精治疗时有患卵巢过度刺激综合征的风险，因此不建议多囊卵巢综合征患者进行体外受精治疗。

## 三、多囊性卵巢和多囊卵巢综合征的中医辨证论治

### （一）辨证分型

由于多囊性卵巢和多囊卵巢综合征以经期推迟和闭经为主要症状，中医将其辨证为气阳两虚，痰瘀互结。常见证型如下。

#### 1. 脾肾气虚，气血瘀滞

此证型常见于早期、初期患者，只表现为经期推迟，疲劳，舌质淡，有齿痕，苔白滑，脉细滑。

证候分析：过度体力劳动、生活和学习环境发生较大变化、久

病后体弱或流产，一般都表现为体虚。脾肾气虚，运化不利，子宫内气血瘀滞，可造成月经不调、经期推迟；若子宫内气血瘀滞严重，则会导致闭经。

### 2. 肾阳不足，痰浊阻滞

此证型为典型证型，最为常见。症见月经推迟，闭经，四肢厥冷，恶寒，面色晦暗，面部、胸部和背部痤疮，形体肥胖，小腿肿胀，多毛。舌淡，苔白滑，脉沉滑。

证候分析：此证型常见于先天不足或长期口服避孕药，损伤肾气。肾气不足，气化失常，无以利水，长此以往则损伤肾阳。肾阳不足，子宫失于温煦，瘀血内生。子宫内寒瘀互结，则月经推迟，甚至闭经和不孕；浊液积聚成痰，痰浊留于皮下，导致肥胖；痰浊阻遏卫气，引起畏寒、四肢厥冷。

### 3. 气滞血瘀

表现为情绪不佳，如紧张、抑郁、烦躁、委屈等，乳房胀痛，痛经，面部痤疮，头痛，经期推迟甚至闭经，不孕。舌质淡，苔薄白，脉弦或弦细。

证候分析：女性工作压力大，情志不舒，以致肝气郁结；或流产，扰乱正常妊娠过程后，肝肾亏虚；或进行体外受精治疗之前接受激素治疗，导致患者自身激素调节紊乱；或经历失败的体外受精治疗。上述原因均可导致肝郁气滞血瘀，出现月经不调甚至闭经；由于肝失于疏泄，故常伴有许多情志症状。

（二）中药治疗

经过明确的中医辨证，我们可以针对多囊性卵巢和多囊卵巢综合征制订更为专业的中药治疗方案（见表 2-1）。

表 2-1　多囊性卵巢和多囊卵巢综合征的中药治疗方案

| 证型 | 方剂 | 中成药 |
| --- | --- | --- |
| 脾肾气虚，气血瘀滞 | 肾气丸合苍附导痰汤：生地黄，山茱萸，山药，杜仲，菟丝子，牡丹皮，泽泻，茯苓，香附，苍术，半夏 | 金匮肾气丸、人参归脾丸、半夏天麻白术丸、二陈丸 |
| 肾阳不足，痰浊阻滞 | 二仙汤合桂枝茯苓丸：仙茅，淫羊藿，枸杞子，巴戟天，艾叶，半夏，桃仁，红花，桂枝，茯苓，川芎 | 右归饮、白凤丸、暖宫育子丸、桂枝茯苓丸 |
| 气滞血瘀 | 柴胡剂合桃红四物丸：柴胡，白芍，当归，枳壳，赤芍，生地黄，川芎，益母草，牡丹皮 | 柴胡舒肝丸、逍遥丸或加味逍遥丸、桃红四物丸 |

如果出现多个症状，或是证型复杂，也可选择对症自拟处方进行调理。

（三）针灸治疗

基本取穴：神阙、关元、气海、中脘、归来、三阴交、列缺。行灸法、补法。

取穴分析：关元、气海，可补气益精，行气活血。中脘，可健脾和胃化痰。归来，可刺激排卵功能。三阴交，足部三条阴经的交会点，可刺激三条阴经，调节卵巢功能。列缺，手太阴肺经络穴，八脉交会穴之一，通任脉，可刺激任脉，调节排卵。

随症加减：脾肾气虚、血瘀水停，加足三里、太溪、阴谷、脾俞、膈俞、肾俞，以补脾养肾，活血利水，用补法。肾阳不足，痰浊阻滞，加太溪、然谷、中极、命门、丰隆，以补肾助阳，化痰祛浊；丰隆用泻法，余穴用补法。气滞血瘀，加太冲、足三里、血海、膈俞，以行气活血，用泻法。

### （四）典型临床案例

［案例一］

患者女，医药研究人员，32岁，试孕不效3年余，其月经周期一般为30~50天，偶尔闭经。B超诊出多囊性卵巢，但血液检查未见异常。针对其情况，应用健脾补肾、温宫散寒法，进行规律针灸，并予中成药。

针灸：百会、神阙（艾灸）、关元、气海、子宫、外关、足临泣、阴谷、太溪、照海、足三里。以上穴位每周或隔周针灸1次。

中成药：乌鸡白凤丸与人参健脾丸于月经周期前2周（即月经第1天至排卵期）服用，金匮肾气丸与柴胡舒肝丸于月经周期后2周（即排卵期至月经期）服用。

患者月经周期逐渐调至28天。治疗3个月之后患者怀孕，之后足月顺产一男婴。2年之后，经中医针灸促孕，再产一男婴。

[案例二]

患者女，IT 技术员，29 岁，试孕不效 3 年，月经后期，偶尔闭经，神疲，眠差，易焦虑、压抑、惆怅，便秘。西医拟诊为多囊性卵巢。血液检查异常。针对其情况，给予其健脾益肾、暖宫散瘀法治疗。

针灸：百会、神阙（艾灸）、关元、气海、归来、阴陵泉、三阴交、公孙、内关、太冲。以上穴位每周针灸 1 次，针灸时间随月经周期稍有调整。

中成药：暖宫孕子丸与八珍益母丸于月经周期前 2 周服用；金匮肾气丸与柴胡舒肝丸于月经周期后 2 周服用，同时每晚加服 1 袋调经促孕丸。

患者月经渐规律，周期调至 27～28 天，便秘、失眠等症状均改善，并很快受孕。因脾肾气虚已久，患者怀孕后仍然出现下腹疼痛及不规律阴道出血。在规律的针灸治疗之外，给予其健脾益肾、暖宫保胎（金匮肾气丸与香砂养胃丸）治疗。患者于妊娠期间脾肾气虚症状仍比较明显，稍试停药或降低治疗频率，就会出现下腹绞痛及不规律阴道出血，故其服中成药及接受规律针灸直至生产，足月顺产一男婴。

[案例三]

患者试孕不效 3 年。其初潮为 14 岁，月经周期一般为 32～56 天。患者于 18 岁开始服避孕药，持续 10 年之久，3 年前停用，月经不规律，曾有 3 个月闭经。妇科医生诊断其为多囊卵巢综合征并给予 10 个月的克罗米酚治疗。治疗后患者月经恢复，但仍要 5~6 周一行，量多，无痛。其丈夫 27 岁，精子数量与活力均较差。

经辨证，对患者按肾阳不足、水湿停聚给予每周 1 次针灸及口服中成药治疗，以温肾散寒、通经化瘀。嘱患者于月经周期前 2 周口服白凤丸与二陈丸，于月经周期后 2 周口服金匮肾气丸与逍遥丸，同时每晚加用 1 袋调经促孕丸。其丈夫治以疏肝化瘀、补肾益精，口服中成药五子衍宗丸与柴胡舒肝丸。次月，患者的月经周期调整至 28 天，再次月自然受孕，之后足月顺产一女婴。

[案例四]

患者来自巴基斯坦裔家庭，婚后 8 年不孕。其自 16 岁初潮后，月经从未正常，一般 2~3 月一行，时常半年甚至一年无月经。可见肥胖、多毛等症。患者婚后一直希望受孕，故从而未接受避孕药治疗，曾短时接受克罗米酚治疗，无大改善。因考虑其为多囊卵巢综合征，西医不同意对其进行体外受精治疗。随后其丈夫也被发现精子活力低下。

经过辨证，给予患者规律针灸及温补脾肾、祛瘀通经的中药浓缩颗粒：艾叶 10g、仙茅 10g、淫羊藿 20g、陈皮 10g、半夏 15g、茯苓 10g、石菖蒲 15g、郁金 10g、益母草 15g、熟地黄 15g、当归 10g、川芎 10g、赤芍 10g，排卵期时加入桃仁、红花，经前加入柴胡、泽兰。给予其丈夫疏肝化瘀、补肾益精的中成药五子衍宗丸与加味逍遥丸治疗。患者月经逐渐规律，经过中医针药 5 个月的治疗，被西医准予进行体外受精治疗。

在体外受精治疗前的激素准备治疗期间，停用中药，只保留规律针灸治疗。由于患者卵巢功能仍然不够完好，故在西药促排卵剂的作用下，仅取出 1 个成熟的卵子。但这 1 个成熟的卵子也与其丈夫的精子成功结合，随后足月顺产一女婴。

近年来，多囊性卵巢的发病率不断增高，这也可能与西医诊断技术的普及和提高有一定关系。多囊卵巢综合征是一种复杂的器质性疾病，主要表现为激素紊乱。除了不孕之外，肥胖、疼痛、多毛症和男性化等症状也给患者带来诸多不适和痛苦。笔者对于多囊性卵巢和多囊卵巢综合征的治疗经验如下。

多囊性卵巢是多囊卵巢综合征的初期阶段，属于病前状态。中医应重视月经不调、经期规律性推迟、闭经等症状。如果我们能尽早发现多囊性卵巢，为患者提供更专业和更精确的治疗，减缓其发展进程甚至将其治愈，就不会进一步发展成多囊卵巢综合征。

中医针对多囊性卵巢和多囊卵巢综合征的治疗重在益气温阳、化瘀利水。我们应重在调理月经周期，以缩短月经周期为首要目标，使月经周期恢复正常。

一般情况下，只患有多囊性卵巢的女性可能不会出现不孕，但是如果她的配偶也存在精子方面的问题，他们可能会因为不孕而就诊。所以对于无法怀孕的夫妇，即使女方被检查出患有多囊性卵巢，也有必要对其配偶进行精液检查等常规检查。

虽然西医基于安全考虑不建议多囊性卵巢及多囊卵巢综合征患者接受体外受精治疗，但经中医针药调治之后的患者，其激素水平与卵巢状态都会明显改善，进而符合体外受精的治疗标准，同时也将大大提高其治疗的有效性与安全性。

对经治后较快怀孕者，要注意观察其气血的恢复状况。如气血尚未补足，要注意预防先兆流产，在妊娠期使用中医的补肾安胎疗法是安全的。

将多囊性卵巢与多囊卵巢综合征明确区分，中医适时介入治疗，将使许多不孕女性受益。笔者认为：对于多数只表现为多囊性卵巢的患者，中医针药应为首选治疗方法；而对于多囊卵巢综合征患者或多种病症夹杂的患者，中医的治疗也会达到改善体质、减轻病症程度的效果，给西医提供更为有利的治疗条件。

尽管西医不建议多囊性卵巢患者和多囊卵巢综合征患者接受胚胎移植，但若患者在接受中医治疗后激素水平和卵巢状态都有所好转，且符合进行胚胎移植的标准，她就可以在安全有效的条件下接受胚胎移植。

如果患者怀孕时身体还未达到最佳状态，可能会出现一些流产的迹象，此时需要继续进行中医保胎治疗。

## 第三节　卵巢储备功能下降与卵巢早衰

卵巢储备功能是指卵巢产生足够数量的优质卵子，并成功受精怀孕的能力。它可以间接地反映女性的生殖能力和内分泌功能。卵巢储备功能下降是指卵巢产生卵子的能力减弱，卵泡质量下降，导致生殖系统和内分泌功能紊乱，最终可发展为卵巢早衰。

当一个 40 岁甚至 30 岁的女性开始出现月经不规律、月经量少、闭经和不孕时，可能提示其卵巢功能下降或卵泡质量下降，从而导致月经不调、内分泌紊乱、生殖能力下降，血液检查可见 FSH 升高

(至 11~40 U/L) 以及雌二醇水平降低等。

卵巢早衰是一种影响女性卵巢正常功能的疾病，多见于 40 岁以下的女性。其特点是闭经超过 6 个月，FSH>40U/L，雌二醇水平降低。可伴有闭经、潮热、盗汗、烦躁、心悸、失眠、胸闷、记忆力减退等症状。

总的来说，10%的不孕症患者患有卵巢储备功能下降，其中1%~3%的患者患有卵巢早衰。10%~28%的原发性闭经患者患有卵巢早衰，4%~18%的继发性闭经患者患有卵巢早衰。卵巢早衰在 40 岁以下的发病率为 1%，在 30 岁以下的发病率仅为 0.1%。卵巢储备功能下降是卵巢早衰的初期阶段，如果加以适当的治疗，则可以逆转其进程；而卵巢早衰较为严重，可严重影响生殖功能，须加以重视。

## 一、卵巢储备功能下降与卵巢早衰的病因

卵巢储备功能下降与卵巢早衰的影响因素众多，包括遗传因素、先天性酶缺陷、自身免疫损伤、促性腺激素分泌失调或促性腺激素功能失调、物理或化学损伤、情志因素、特发性因素、环境与生活方式等。

## 二、现代医学对卵巢储备功能的诊断与评估

女性出生时有 100 万~200 万个原始卵泡，青春期时减少到 20 万~30 万个，女性一生可排出 400~500 个卵子。在每个周期中，大

约有 100 个卵泡开始发育，但一般只有质量最好的一个发育成熟成为可受精的卵子，其余卵泡停止发育并最终萎缩。一般来讲，女性从 30 岁开始，随着年龄的增长，卵子的数量逐渐减少、质量逐渐下降，35 岁后下降速度加快，38 岁以后更甚。

卵巢储备功能的实验室检查主要包括以下几项。

（1）基础促卵泡激素（bFSH）水平：bFSH 是指在月经周期的第 2~4 天进行基础促卵泡激素血液检查，这是反映卵巢储备功能的一个间接指标。正常 bFSH 不应超过 10 IU/L。bFSH 随年龄增长而升高，年轻女性出现 bFSH 升高常提示卵巢储备功能下降以及卵巢低反应（表 2-2）。

表 2-2　bFSH 水平评估

| bFSH | 卵巢储备（OR） |
| --- | --- |
| <10 IU/L 正常 | 好，卵巢反应正常 |
| 10~12 IU/L 临界 | 一般 |
| 13~15 IU/L 较高 | 较低，较差 |
| 16~20 IU/L 高 | 低，差 |
| >20 IU/L 很高 | 很低，很差 |

（2）抗米勒管激素（AMH）：AMH 可在整个月经过程中被检测到。AMH 与卵巢中卵泡的数量和卵泡的初始发育有关，它可以更早、更准确地预测卵巢储备功能变化。它在监测卵巢储备功能、诊断卵巢相关疾病和预测胚胎移植活产率方面具有无与伦比的优势（表 2-3）。

表 2-3　AMH 水平评估

| AMH | 卵巢储备 | 胚胎移植活产率 |
|---|---|---|
| 0~0.3 ng/ml；或 0~2.2 pmol/l | 很低 | 低 |
| 0.3~2.2 ng/ml；或 2.2~15.7 pmol/l | 低 | 很低 |
| 2.2~4.0 ng/ml；或 15.7~28.6 pmol/l | 正常范围内偏低 | 高 |
| 4.0~6.8 ng/ml；或 28.6~48.5 pmol/l | 正常 | 很高 |

（3）窦卵泡计数（AFC）：AFC 可经阴道超声检查，用于确定女性体内剩余卵子的数量（>3mm）。AFC 决定女性未来的生育能力或卵巢的储备功能。相较于 FSH，AFC 可以更好地预测卵巢反应性。统计数据显示，AFC<10 时，胚胎移植中止率较高（表 2-4）。

表 2-4　AFC 评估

| AFC | 生殖能力 |
|---|---|
| <4 | 非常低 |
| 5~7 | 很低 |
| 8~11 | 低 |
| 12~14 | 临界 |
| >14 | 正常 |

卵巢储备功能的其他相关检查如下。

抑制素 B（INHB）水平：卵巢储备功能下降的患者的基础 INHB 水平下降，随后 bFSH 水平升高。INHB 可比 bFSH 和雌二醇更直接地反映卵巢储备功能。

基础雌二醇水平：如果基础雌二醇值为 75~80 pg/ml，则表明卵巢储备功能下降，生育能力较差。

bFSH/LH>2. 0~3. 6 表示卵巢储备功能下降。

## 三、卵巢储备功能下降和卵巢早衰的中医辨证论治

中医认为卵巢储备功能下降和卵巢早衰都属于月经不调、血枯、血闭、闭经、不孕等范畴。肾主藏精，主生殖，冲、任、督三脉皆起自胞宫。

《黄帝内经・素问・上古天真论》《医学正传・妇人科》《傅青主女科》等著作中强调了肾对女性月经和生育能力的重要性。肾虚精亏或肾水耗竭，都会导致月经不调、月经量少和闭经。卵巢储备功能下降和卵巢早衰的病因均为肾虚精亏。“肝肾同源”“精血同源”“脾为气血生化之源”，所以肾虚常可累及心、肝、脾，乃至冲、任，导致其功能失调，且常虚实夹杂。

两者的临床表现主要为：月经不调或闭经、不孕和类似更年期综合征的症状，如经期缩短，量少，后期出现经期紊乱或闭经等，潮热，盗汗，头痛，头晕，情绪波动大，易怒，神疲，心悸，注意力不集中，阴道干涩，性欲低下等。

### （一）中医辨证分型

#### 1. 肾虚，精血不足

患者多有卵巢早衰家族史，常为原发性卵巢功能衰竭。可见先

天性肾精不足，月经初潮晚，月经周期紊乱，月经量少，子宫较小。或因长期服用避孕药，导致肾气不足，损耗精血；或过度减肥，运动过量，精血耗竭，导致闭经或不孕。

2. 肝郁肾虚，冲任不调

女性长期精神紧张，焦虑，情绪淡漠，脾气暴躁，导致肝气郁结，冲任不调；或癌症患者经放疗、化疗后，精血枯竭，导致闭经。

3. 心脾不足，心肾不交

女性长期从事脑力工作，工作时间长，睡眠不足，饮食不节，思虑过度，精神紧张，可能引起心脾不足，气血两虚，心肾不交，冲任不足，导致闭经。

4. 血瘀胞宫，冲任受阻

盆腔术后，或人流、引产术后，或慢性盆腔炎等，致血瘀胞宫，盆腔血供不足，胞宫失养，卵巢功能失调，从而出现卵巢储备功能下降，甚至出现卵巢早衰和不孕。

（二）中医辨证治疗

（1）以补肾益精、滋养冲任为主要治则。中药首选有雌激素样作用的补肾药，以调节内分泌，提高卵子质量。

中药治疗：肉苁蓉 10g，巴戟天 10g，仙茅 10g，淫羊藿 10g，桑葚子 10g，枸杞子 10g，菟丝子 10g，女贞子 10g，制首乌 10g，熟地黄 15g，黑芝麻 10g，黄精 10g。

针灸取穴：中极、关元、气海、子宫、大赫、血海、三阴交、足三里、太溪、脾俞、肾俞、命门。上述穴位均予针刺补法。

（2）以补肾益精为主要治则，兼以健脾、调肝、养心，改善子宫外周环境。

脾为气血之源，被称为“后天之本”。先天不足可通过适当补益精血来调理，以延缓肾气衰退，弥补肾的不足。

健脾养胃，益气养血，可改善子宫内血液循环，恢复卵巢功能，增加子宫内膜厚度，为卵子受精和受精卵植入创造一个健康的环境。

中药治疗：丹参 10g，黄芪 10g，白术 10g，山药 10g，茯苓 10g，芡实 10g。

针灸取穴：百会、关元、气海、血海、足三里、阴陵泉、三阴交、脾俞、胃俞。上述穴位均予针刺补法。

（3）以调肝养血为主要治则。疏肝理气，促进精血互化，滋补肝血，调和阴阳，延缓肾气衰退，平衡激素水平。

中药治疗：当归 10g，白芍 10g，鸡血藤 10g，枸杞子 10g，郁金 10g，柴胡 10g，香附 10g，玫瑰花 10g。

针灸取穴：印堂、膈俞、中极、三阴交、太冲、肝俞、膈俞。

（4）滋阴养心：补心气，活心血，交通心肾，清心火。

中药治疗：麦冬 10g，黄连 10g，五味子 10g，枸杞子 10g，莲子心 10g，竹叶 10g，黄柏 10g，知母 10g，地骨皮 10g。

针灸取穴：曲泽、神门、曲池、太溪、复溜、心俞、肾俞。

（5）活血化瘀：软化疤痕组织，增强子宫自我修复功能，营造良好的子宫内环境，改善卵巢功能，促进排卵及卵子受精和受精卵着床，提高受孕几率。

中药治疗：桃仁 10g，红花 10g，丹参 10g，赤芍 10g，鸡血藤 10g，益母草 10g，泽兰 10g。

针灸取穴：水道、中极、大赫、归来、地极、血海、膈俞、三阴交、肾俞、上髎、次髎。上述穴位均予针刺泻法。

（三）典型临床案例

［案例一］

J，女，29 岁，医学研究人员，月经不规律，必须口服雌激素才能使月经规律。至婚后计划怀孕时，她已经停止服用雌激素 2 年，但自停药起闭经至今，因雌激素水平很低被诊断为卵巢早衰。她初次来诊时只为求精神放松而进行针灸治疗。由于长期以来对中药的偏见、不信任，她拒绝服用中药。但她在自感针灸治疗有效之后，便开始试用中成药，直到接受服用中药煎剂。经过 11 个月的中医治疗，她形成了规律的月经周期，而后自然受孕，成功分娩一个健康女婴，并且在 2 年内再一次自然受孕，期间未进行其他治疗。

临床体征：初诊时患者有抑郁、失眠、紧张、烦躁等症状，面色苍白，舌质淡，苔薄白，脉弱。

中医辨证：肾阳不足，气滞血瘀。以补气温阳、行气化瘀为中医治疗原则。

针灸治疗：艾灸神阙，针刺百会、神庭、关元、气海、归来、阴陵泉、三阴交、阴谷、太溪、然谷、外关、足临泣。

中药治疗：艾叶 10g，仙茅 10g，淫羊藿 15～30g，何首乌 10g，当归 10g，赤芍 10g，菟丝子 10g，紫石英 10g，川芎 10g，香附 10g。

排卵期前后加桃仁 10g，红花 10g，经期加柴胡 10g，乌药 10g。

每周根据患者的情况适当调整处方。

方解：艾叶、仙茅、淫羊藿、菟丝子，补肾温阳；当归、何首乌，滋阴补肾；赤芍、川芎，活血化瘀；紫石英促排卵；香附走窜，疏肝理气；在经期第 2 周加桃仁、红花以助活血，促排卵，但须在第 3 周停用；在最后一周加柴胡、乌药，重在行气暖肝。

3 个月后，患者的雌激素水平已明显提高，之后她隔月来 1 次月经，直到怀孕，她共接受了 11 个月的中医治疗。其后足月分娩了一个健康女婴，并进行 8 个月的母乳喂养。然后在 18 个月后再一次自然受孕。

此例中的卵巢早衰属于女性生殖系统中的一种器质性疾病，故开始时仅用针灸治疗，尽管后来配合中成药治疗，但疗效较弱，无法解决其问题。患者由于从针灸联合中成药治疗中受益，开始有信心接受中医综合治疗，所以她最终根据月经周期，接受了定期针灸配合服用中药煎剂治疗，直到月经周期恢复正常并成功妊娠。在正常妊娠后，她的激素水平重回平衡状态，卵巢早衰已被治愈。因此，她在哺乳后，未进行其他治疗，再一次自然受孕并自然分娩。

［案例二］

L，女，33 岁。15 岁时患脑膜炎，之后，由于其他感染，她的扁桃体和阑尾也被切除。因为月经过多，她从 13 岁开始服用避孕药。18 岁患乳腺癌，并在数月内发生骨转移。她先后接受 2 年放化疗和 5 年他莫昔芬（又称三苯氧胺）治疗，期间闭经 5 年。她在 25 岁时月经再次不规律。过去 5 年中，她一直尝试受孕，但由于促卵泡激素（FSH）偏高，无法进行胚胎移植，经妇科医生和朋友们介绍来诊。

主要症状：消极，抑郁，压力大，潮热，盗汗，眠差，头痛，口渴，手脚冰凉，疲劳，经前嗜甜食。宫腔镜和腹腔镜检查发现其子宫内有疤痕组织。

辨证分型：肝郁血虚，肾阴虚、脾气虚兼有热。证候复杂，虚实夹杂。

治疗方案：第一步为疏肝理气以使月经规律，滋阴清热以改善雌激素分泌，降低 FSH。第二步为健脾补肾、养血柔肝，改善子宫和卵巢供血情况，增厚子宫内膜，改善卵巢功能，促进排卵和受孕。

中成药：月经周期中，前 2 周服用加味逍遥丸合知柏地黄丸；后 2 周服用左归丸合养血安神丸，或归脾丸。

针灸治疗：针刺百会、印堂、曲池、内关、神庭、关元、子宫、足三里、三阴交、太溪、太冲、肝俞、脾俞、胃俞、肾俞。

8 周之后，患者所有症状消失，月经周期恢复为 27～28 天。继续进行中医治疗 3 个月后，FSH 降至 5.5IU/L，检查显示出现排卵。3 个月后患者自然受孕。她在怀孕过程中十分健康，最后足月分娩一个健康女婴。

［案例三］

T，女，40 岁，尝试怀孕 3 年没有成功。FSH 为 23IU/L，AMH

为0.07pmol/L，月经周期规律。医院曾建议她直接使用他人捐赠的卵子进行胚胎移植，但患者拒绝。朋友推荐她进行中医治疗，为获取自己的卵子进行胚胎移植做准备。针灸治疗6周后患者自然怀孕，足月分娩一个健康男婴。

长期使用避孕措施可抑制肾气；反复使用高剂量胚胎移植所需药物过度刺激卵巢等，都可能加速卵巢功能衰竭；生活环境、精神压力等因素导致卵巢储备功能下降与卵巢早衰的发病率不断增高，严重影响女性的生殖健康和生活质量。

卵巢早衰是一种复杂的妇科疾病。激素替代疗法（HRT）可缓解某些症状，但对改善卵巢功能或促排卵没有作用，而且副作用大。患者没有自然受孕的希望，也不能使用自己的卵子进行胚胎移植（通常会由于高FSH和低成功率而被医院拒绝）。使用他人捐献的卵子进行胚胎移植是患者的唯一选择，但大多数患者在精神上无法接受。

中医治疗卵巢早衰有很大的优势，中医综合治疗不仅可以改善卵巢对胚胎移植药物的反应性，提高胚胎移植活产率，并且可提供更好的自然受孕机会。因此，探讨中医药治疗卵巢早衰的疗效和作用机制，具有重要的理论价值和临床应用价值。

中医治疗依赖于明确的诊断和辨证，应根据患者的病情制订个体化治疗方案，从而达到最好的效果。我们发现患者多伴有压力过大、焦虑等情绪，因此建议增加一些有缓解压力、放松心情效果的中药或穴位。

治疗方案分为两步：一是补肾调经，待经期恢复正常后，应根据月经周期的四个阶段和阴阳气血相互转化来调整治疗方案，即月经周期疗法，以促排卵和助孕。

待卵巢功能恢复，FSH 下降至正常值后，继续进行中医治疗即可实现自然受孕。对于有其他生育问题的女性，进行胚胎移植可能是一个很好的选择，此时的治疗需要根据她们的胚胎移植方案或状态来调整中药或针刺穴位。针刺能减少胚胎移植相关药物的副作用，提高机体对药物的反应性和卵子质量，为受精卵着床提供最佳的子宫环境，提高成功率。

## 第四节　黄体功能不足

黄体功能不足是指排卵后产生的促黄体素不足，并产生孕酮分泌不足；或早期孕酮分泌不足，出现反复自然流产、先兆流产、难免流产、不全流产或完全流产。黄体功能不足的发生率在不孕症中约为 3.5%～10%。

### 一、黄体功能不足的病因

（1）排卵期间来自垂体前叶的促黄体素分泌不足。

（2）垂体分泌促卵泡激素不足。

（3）血清中泌乳素升高。

以上原因会导致卵泡萎缩，出现黄体不足，从而不能分泌足够的雌二醇（$E_2$）和孕酮（P）；所以受精卵很难完成着床，从而导致不孕。

## 二、黄体功能不足的诊断

（1）无法正常怀孕，自然流产，腰酸背痛，下腹冰凉，月经伴有血块和基蜕膜组织，经前乳房胀痛等。

（2）基础体温升高低于0.3℃，持续时间短于10天；基础体温呈不稳定式缓慢上升或阶梯式下降。

（3）通过经阴道超声评估子宫内膜的类型。

（4）激素水平：在月经周期的第18～26天，血清中孕酮低于2nmol/L，或血清中泌乳素超过30ug/mL。

## 三、中医对黄体功能不足的辨证论治

### （一）病因

（1）外感风寒的侵袭。

（2）先天肾阳不足。

（3）反复流产或堕胎、房劳、多次行刮宫术。

（4）情绪障碍：生气、焦虑、烦躁和抑郁。

（5）生活方式异常：作息不规律，如长期熬夜、睡眠不足等。

（6）重大疾病或重大手术后的病后或术后综合征。

（7）体力和脑力劳动过度。

以上原因都可损伤肾精导致肾阳虚衰。肾阳为先天之火，肾阳不足则无以充盈冲脉、任脉、督脉、带脉，无以调节阴阳平衡；不能温养子宫和相关经络，易发生不孕和流产。

### （二）中医辨证

【主要分型】

1. 肾阳虚

临床症状：婚后不孕，或流产、堕胎后不孕，经期推迟或经期缩短，月经量少或多，色红有血块，背部冷痛，经期腹泻，胸闷，乳房胀痛等。基础体温高峰期相对较短且不稳定。脉弦细，舌淡红，苔黄白。

治疗原则：温补肾阳，补血养肝。

中药处方：毓麟珠。当归 10g，赤（白）芍 10g，山药 10g，山茱萸 10g，熟地黄 10g，牡丹皮 9g，茯苓 9g，白术 9g，川续断 12g，菟丝子 12g，鹿角胶 12g，柴胡 5g，青（陈）皮 6g。

当基础体温呈双相型时开始服用上述煎剂，每日 1 剂，分 2 次服。

2. 脾肾两虚

临床症状：婚后不孕，或流产、堕胎后不孕，经期推迟或经期缩短，月经量多，色红或淡，经血黏稠，血块较大且夹杂糜肉或蜕膜样血块，下腹坠胀，头晕，腰酸背痛，腹胀，腹泻，神疲乏力，轻度头痛、心悸，胸部满闷，乳房胀痛等。基础体温峰值相对较低，且下降缓慢。脉濡细，舌淡红，苔白腻。

治疗原则：理气健脾，补肾助阳。

中药处方：温胞饮。白术 10～30g，巴戟天 9～15g，丹参 15g，杜仲 10g，菟丝子 10g，山药 10g，芡实 10g，肉桂 3g，补骨脂 9g，紫石英 12g，乌梅 5g。

基础体温出现高峰时开始服用上述煎剂，直到月经到来。

【其他证型】

1. 心肝火旺

临床症状：不孕，经期缩短，月经量多色红，血块多，头晕，腰酸背痛，胸部满闷，乳房胀痛，头痛，眠差。脉弦细，舌红，苔黄白。

治疗原则：补肾温阳，疏肝理气。

中药处方：调经种玉丸合丹栀逍遥散加减。当归 10g，赤（白）芍 10g，山药 10g，山茱萸 10g，熟地黄 10g，牡丹皮 9g，茯苓 9g，川续断 12g，菟丝子 12g，紫石英 12g，香附 9g，柴胡 5g，钩藤 12g，栀子 9g。

在基础体温出现高峰时开始服用上述煎剂。

2. 痰湿壅盛

临床症状：不孕，经期推迟，月经量少，或月经量多色紫有血块，下腹冷痛，胸部满闷，乳房胀痛，体型肥胖。脉细滑，舌淡红，苔黄白。

治疗原则：补肾助阳，化痰逐瘀。

中药处方：毓麟珠合越鞠二陈汤加减。当归 9g，赤（白）芍

9g，山药9g，山茱萸9g，牡蛎15g，牡丹皮10g，茯苓10g，川续断10g，菟丝子10g，苍术9g，香附12g，青（陈）皮6g。

基础体温达到高峰时开始服用上述煎剂。

3. 瘀血阻滞

临床症状：不孕，经期推迟，月经量多色紫红。腰酸背痛，腹痛，胸部满闷，烦躁，眠差。脉弦细，舌深红，两侧有瘀斑，苔黄腻。

治疗原则：补肾助阳，活血化瘀。

中药处方：毓麟珠合蜕膜散加减。当归9g，赤（白）芍9g，山药9g，熟地黄9g，牡丹皮9g，茯苓9g，川续断10g，菟丝子10g，鹿角胶10g，五灵脂12g，肉桂3g，莪术9g，香附10g，益母草15~30g。

经前及行经时服用上述煎剂。

恢复黄体功能可用归芍地黄汤。熟地黄15g，山药10g，山茱萸10g，当归10g，白芍10g，茯苓10g，泽泻10g，牡丹皮10g，川断10g，紫河车10g，鹿角片10g，五灵脂10g，柴胡5g。

研究发现，此验方在临床中可使黄体功能恢复至94.55%。

（三）针灸治疗

基本取穴：关元、气海、三阴交、列缺、子宫。随症补泻。

取穴分析：关元、气海，可补气益精，行气活血。三阴交，为足部三条阴经的交会点，可同时刺激三条阴经，调节卵巢功能。列缺，为手太阴肺经络穴，八脉交会穴之一，通任脉，可刺激任脉，调节排卵。子宫，为靠近子宫和卵巢的经外奇穴，可以刺激和增强卵巢功能。

随症加减：肾阳不足，加太溪、然谷、中极、命门，以温补肾阳，用补法；脾肾两虚，加阴陵泉、阴谷、脾俞、肾俞，用补法；心肝火旺，加行间、太冲以清肝泻火，加神门、内关以清心安神，用泻法；痰湿壅盛，加中脘、丰隆、阴陵泉，以燥湿化痰，用泻法；瘀血阻滞，加足三里、血海、膈俞，以行气化瘀，用泻法。

### （四）典型临床案例

S，38 岁，IT 技术人员，患者怀孕后于末次月经后的第 4 周出现阴道出血。由于患者前 3 次怀孕均于第 7~8 周发生流产，患者自觉此次出血也与流产相关。但此次阴道出血出现较早，患者希望寻求合适的治疗方案。由于她处于怀孕的早期阶段，医生拒绝为她做超声检查，并告知其暂时无法进行治疗。

临床症状：初诊时患者非常焦虑。查体发现，患者阴道出血呈鲜红色，无血块或肿块，腹中痉挛 2~3 天。舌淡红，苔少，色白，脉细滑。

西医诊断：先兆流产。

中医诊断：脾肾两虚，胎元不固。

治疗原则：补肾健脾，固胎。

中药处方：熟地黄 10g，黄芪 15g，白术 10g，艾叶 10g，桑寄生 10g，续断 10g，砂仁 10g，阿胶 10g，黄芩 10g，柴胡 10g，党参 10g，茯苓 10g，炙甘草 5g。

口服上述中药煎剂，每日1剂，分2次服。

患者服用中药2天后，阴道出血减少，2周后，阴道出血完全停止。1个月后腹部痉挛缓解。患者于怀孕第8周和第12周时进行了超声检查，均显示胎儿发育正常，且妊娠过程中没有发生并发症。因此停止中药治疗，也未进行其他干预，患者足月分娩一个健康男婴。

## 第五节　子宫内膜异位症

子宫内膜就像种子生长发育所需的土壤。卵子受精并形成胚胎，胚胎嵌入子宫内膜。因此，子宫内膜容受性十分重要，关系到胚胎是否能够找到适合嵌入的地方、是否有舒适的发育环境、能否持续吸收营养并成长，以及能否承受整个妊娠过程，直至足月分娩。中医在改善子宫内膜容受性方面十分有效，所以我们在此探讨中医如何治疗不孕症，以及影响子宫内膜容受性的疾病。

子宫内膜异位症在育龄女性中发病率达10%，由于其发病与心理压力密切相关，故在高知女性中尤为多发。该病导致的不同程度的痛经不仅给患病女性带来极大痛苦，也是近年来导致不孕症的重要原因之一。据报道，子宫内膜异位症导致的不孕症的发生率高达40%。中医药不仅在调经止痛、治疗子宫内膜异位症、预防或减缓痛经方面有意义，而且可以改善子宫内膜异位所造成的粘连等问题，进而达到促孕保胎的目的。在此将中医的诊治方案予以讨论分析。

当具有生长功能的子宫内膜组织出现在子宫腔和子宫肌层以外

部位时称为子宫内膜异位症。应该稳定置生于子宫的内膜组织，由于内分泌失调，或免疫系统失衡使其脱离宫腔，经输卵管逆流外出，游弋植入腹腔，黏附在卵巢、肠道、子宫，甚至膀胱外；由于子宫内膜异位生长而产生经期疼痛；而子宫内由于较多内膜组织剥落，形成创面，在经血的刺激下形成宫缩，亦可产生疼痛。由于病变程度和脱落的子宫内膜碎片的多少不同，疼痛的发作频率和程度可以有所不同。

临床可见：①痛经，持续的下腹痛，或腰骶痛（子宫后倾者），疼痛可放射至阴道、会阴、肛门、大腿，疼痛常常始于经前1~2日，行经第1日疼痛最为剧烈，严重者可伴有恶心、呕吐、头痛、经前紧张症、便秘或腹泻，甚至晕厥。②月经量多，血块多，月经不调，性交痛。③不孕。

## 一、子宫内膜异位症引起不孕症的原因

目前子宫内膜异位症的病因尚未明确。但是病理学认为该病与经血从输卵管倒流出子宫有关。子宫内膜异位症导致不孕症的病理学机制可能有：子宫与直肠发生粘连，子宫被固定在后位，宫颈前移使精子不易进入子宫；输卵管周围粘连，并可能有一些疤痕组织，影响卵子的正常运动；卵巢处的疤痕和囊肿可能影响排卵；血清泌乳素升高会造成激素紊乱，抑制FSH的分泌并影响卵泡的生长；前列腺素水平升高可阻碍卵泡的发育，导致黄体退化，并影响卵子在输卵管中的运动。

子宫内膜异位症造成不孕症的原因，除内分泌失调外，还可能

是盆腔内器官由于子宫内膜异位造成广泛粘连，使输卵管阻塞，影响卵子的排出和与精子的结合；粘连日久，还可能形成腹腔内器官移位、变形，影响其正常功能；内膜脱落形成的大片创伤，以及反复创伤形成的瘢痕，使子宫内膜对于受精卵植入的容受性变差。使受精卵不容易植入，而形成不孕；或是植入之后，受精卵也不容易获得充足的血养供给，因而造成流产。

子宫内膜异位症以痛经为主，中医将其归属为“痛经”“崩漏”，其产生源于血瘀胞宫。

（1）因郁致瘀：由于现代社会工作、生活压力较大，青年女性尤其是优秀的女性，心理往往需要承受更大的压力，因而肝郁气滞是高知女性最常见的中医证型。气滞日久而成血瘀，这也是子宫内膜异位症的最常见的病因。

（2）因虚致瘀：宫寒血瘀，气虚血瘀，常年过于疲劳，工作生活艰辛，或是素有胃肠疾患使得患者体质虚衰，因虚而瘀，因寒而滞，这也是常见的病因。

（3）因痰致瘀：因郁，因虚，都可以导致脾不运湿，湿郁成邪，久湿化痰，阻滞气机，久而成血瘀之症。

中医对于子宫内膜异位症的治疗原则：调经止痛，保持月经周期的规律；活血化瘀，改善子宫内膜组织容受状态。

肝郁血瘀：多见经前紧张，疼痛始于经前。为多实无虚之症。可见疼痛较剧，头痛，腹痛或腰骶痛，胸胁胀痛，便秘；情绪异常，可见急躁，烦恼，善哭，失眠。肝郁日久，可能会出现化热之象。

宫寒血瘀：多见于患病日久，体质偏弱，或身体瘦弱，四肢不温者；或素有胃肠或其他内科疾患，机体偏弱者。子宫内膜异位症所致腹痛则为因虚致瘀，虚实夹杂之症。疼痛多为持续性钝痛，可伴有发作性绞痛；畏寒肢冷，得暖则舒，便秘或便溏，腹泻或便意频频，却无便可解。舌淡白，苔薄白，脉弦弱或沉弦。

痰阻血瘀：多见于体质偏胖，同时伴有月经失调者，也就是子宫内膜异位伴发月经失调者。卵巢功能也已经严重受累，无排卵，雌激素蓄积，可能造成体重骤增。这种与内分泌失调有关的肥胖，一般的减肥治疗很难奏效。患者可见疼痛较剧或不剧，体质肥胖，或喉中有痰，疲劳倦怠，周身困重，嗜食甘味，便意频频，大便或秘结或溏稀。舌淡胖，苔腻，脉滑。

## 二、现代医学对子宫内膜异位症的诊断

子宫内膜异位症多表现为痛经、性交痛和不孕；经期持续性盆腔疼痛或腰骶深部疼痛；周期性直肠刺激征；基础体温低温相偏高，下降缓慢；后穹窿部、宫骶韧带、子宫峡部触痛或有结节；妇科检查可以发现输卵管周围粘连，伴有肿块或结节。

## 三、子宫内膜异位症及其相关不孕症的中医辨证论治

### （一）中医辨证分型

子宫内膜异位症和子宫腺肌症在中医里属于“痛经”“闭经”“无子”范畴。

【主要证型】

1. 瘀血阻滞

临床症状：不孕，经期推迟或缩短，月经量少，色深紫，血块多；或月经量多，色紫红，伴大块血块，呈剧烈的持续性腹痛，疼痛剧烈时可能出现恶心、呕吐，肛门坠胀，腹泻，四肢厥冷，面色苍白。舌暗或绛，舌两侧有紫色斑点，苔薄白，脉弦数。

治疗原则：活血化瘀，消肿止痛。

中药处方：琥珀散加减。琥珀粉 3g（分服），当归 10g，赤芍 10g，蒲黄 6g（包煎），延胡索 10g，肉桂 3g（后下），三棱 9g，莪术 9g，乳香 6g，没药 6g，木香 6g，陈皮 6g。

上述中药煎服，于经前一周和经期服用。

2. 肾虚血瘀

临床症状：不孕，经期推迟，月经量多或量少，色紫红，伴大块血块或蜕膜或腐肉，小腹畏寒胀痛，疼痛剧烈时伴有恶心、呕吐，肛门坠胀，腹泻，腰酸背痛，头晕，烦躁，眠差。舌淡红，苔白，边有紫色瘀斑，脉弦细。

治疗原则：补肾温阳，化瘀止痛。

中药处方：助阳消癥汤加减。丹参 10g，赤芍 10g，牡丹皮 10g，茯苓 10g，川续断 12g，紫石英 12g（先煎），五灵脂 9g，石见穿 9g，山楂 9g，木香 6g，延胡索 10g，益母草 15g。

以上中药煎服，于经前一周和经期服用，每日 1 剂，分 2 次服。

【其他证型】

1. 肝气郁结

临床症状：不孕或继发性不孕，经期推迟或缩短，月经量多或量少，色紫红伴有血块，剧烈腹痛和腹胀，伴有抑郁，胸部满闷，经前乳房胀痛，腰酸背痛，腹部畏寒。脉弦细，苔黄或白，舌边有瘀点。

治疗原则：补肾化瘀，疏肝理气。

中药处方：助阳消癥汤合逍遥散加减。丹参 10g，赤（白）芍 10g，山药 10g，牡丹皮 10g，茯苓 10g，川续断 10g，紫石英 12g（先煎），五灵脂 12g，延胡索 9g，山楂 9g，柴胡 5g，香附 9g，郁金 9g。

以上中药煎服，于经前一周和经期服用，每日 1 剂，分 2 次服。

2. 气虚血瘀

临床症状：不孕或继发性不孕，月经量多，色紫红，血块较多，经期或经期末自觉下腹及肛门坠胀，腹泻，腹胀，腰背酸痛，头晕，食欲不振，乏力。脉弦细无力，舌淡红，边有紫色瘀点。

治疗原则：补肾温阳，益气化瘀。

中药处方：助阳消癥汤合补中益气汤加减。丹参 10g，赤（白）芍 10g，山药 10g，茯苓 10g，川续断 10g，紫石英 12g（先煎），五灵脂 10g，山楂 10g，黄芪 10g，党参 30g，柴胡 6g。

以上中药煎服，每日 1 剂，分 2 次服。

【治疗子宫内膜异位症的验方】

1. 口服剂

柴胡 10g，赤芍 10g，牡丹皮 10g，延胡索 10g，川楝子 10g，蒲黄 10g（包煎），五灵脂 10g，赤石脂 10g，桃仁 10g，木香 6g，牡蛎 15g，红藤 15g，败酱草 10g，夏枯草 10g。

随症加减：阳虚者，加仙茅 10g，淫羊藿 10~30g；阴虚者，加生地黄 15g，麦门冬 10g。

上述中药煎服，每日 1 剂，分 2 次服。

2. 灌肠剂

炙甘草 5g，牡丹皮 10g，丹参 10g，元胡 10g，败酱草 10g，白花蛇舌草 10g，黄柏 10g。

上述中药煎煮出 100 毫升汤汁，于经期每晚灌肠使用。

（二）针灸治疗

基本取穴：神阙、中脘、气海、中极、足三里、三阴交、子宫。随症补泻。

取穴分析：艾灸神阙可温阳活血，疏通瘀滞；中脘、气海、中极，可益气，行气活血，尤其可加强任脉气血循环；三阴交，为足部三条阴经的交会点，可刺激三条阴经，调节卵巢功能；足三里，为足阳明胃经合穴，可益气；子宫，为靠近子宫和卵巢的经外奇穴，可以刺激和增强卵巢功能。

随症加减：瘀血阻滞，加足三里、血海、膈俞，以行气活血，化瘀止痛，用泻法；肾虚血瘀，加关元、太溪、肾俞，以补肾，用补法；加足三里、膈俞，以活血化瘀，用泻法；肝气郁结，加太冲、期门，疏肝理气，用泻法；气虚，加阴陵泉、大横、脾俞、肾俞，以补气，用补法。

### （三）典型临床案例

［案例一］

L 女士，38 岁，餐馆老板，婚后 5 年未怀孕，痛经严重。内窥镜检查发现：患者患有子宫内膜异位症，由于子宫内膜分布于整个腹腔，她的腹部有许多器官发生了广泛的粘连和移位。所以医生们对其进行了手术治疗，以清理子宫内膜，纠正器官的移位。

医生们在手术中发现：患者左侧与右侧的输卵管完全与脱落的子宫内膜粘连在一起，子宫呈折叠状。专家们在手术中切除了这些子宫内膜，剥离了粘连器官，并将腹部所有器官平复归位。手术后半年，患者痛经减轻，但仍没有怀孕，所以她前来就诊，期望能完全康复并怀孕。

初诊时临床症状：劳累，抑郁，四肢厥冷，经期第 1 天有轻微疼痛，疼痛程度可以忍受，不影响工作和生活。月经周期为 28～30 天，行经 4～5 天。舌淡，苔薄白，脉弦细。

中医诊断：胞内气虚血瘀。

针灸治疗：艾灸神阙，针刺中极、气海、子宫、阴谷、照海、太溪、足三里、内关、太冲。

中药处方：二仙汤合血府逐瘀汤加减。艾叶10g，吴茱萸6g，仙茅10g，淫羊藿15g，枸杞子10g，柴胡6g，赤芍10g，桃仁10g，红花10g，当归10g，川芎10g，桂枝10g，怀牛膝10g，炙甘草5g。

排卵前加熟地黄30g，菟丝子15g；排卵后加益母草15g，泽兰10g。

上述中药煎服，每日1剂，分2次服。

该患者每周进行一次针灸治疗，每周服用6剂中药。在接受了半年的常规治疗后，患者自然受孕，并分娩了一个健康女婴。在其女儿3岁时，其子宫内膜异位症轻微复发，所以她再次前来进行治疗，准备再次怀孕。

[案例二]

G女士，36岁，在读博士。从小聪慧，成绩优秀，自中国台湾来谢菲尔德大学攻读博士学位。虽学业进展顺利，但是困扰她十余年的痛经日益加重，她在国内就曾接受中医治疗，服中药后好转，但停服日久，痛经就会逐渐加重。来英国后，因学习压力大，她的痛经开始加剧。以前经前1~2日开始疼痛，行经时腹痛较轻，但是近几个月疼痛的发生日益提前，有时经前1周即疼痛，疼痛一直持续至行经结束。行经第1~2天，必须用强力止痛药，否则无法正常学习和工作；经前便秘，腹胀，乳房胀痛，头痛，心烦急躁，烦闷善哭，情绪难以自控。就诊时，适逢其经前1周，腹痛已开始。舌淡红，苔薄白，脉弦紧。

中医辨证：肝郁脾滞，血瘀胞宫。

针灸治疗：艾灸神阙，针刺百会、神庭、关元、气海、归来、阴陵泉、三阴交、外关、足临泣。

中药处方：桃仁承气合四逆散加减。桃仁 10g，柴胡 10g，枳实 10g，厚朴 10g，桂枝 10g，赤芍 10g，红花 10g，大黄 10g，蒲黄 10g，五灵脂 10g，川芎 10g，当归尾 10g，砂仁 10g，泽兰 10g，甘草 5g。

以上中药煎服，每日 1 剂，分 2 次服。

患者于 1 周后来诊，适逢行经第 2 天，腹痛较前有所减轻；依上方再服 1 个月，第 2 次来月经时，疼痛明显减轻，可以不用强力止痛药，仅用普通止痛药，即可以正常学习和工作。

其后，嘱患者每月来诊两次，一次在月经前，一次在月经后；经前给予以上汤药内服 1 周；经后给予柴胡舒肝丸与血府逐瘀丸内服 3 周。经此治疗半年，患者痛经大大好转；可能某个月完全无痛，而某 1 个月可能有轻中度疼痛，治疗还在继续。

［案例三］

J 女士，48 岁，护士，肥胖，十余年来深受痛经、便秘之苦。须常服通便药，方可排便；剧烈痛经，自经前 1～2 日至行经全程，一般疼痛可持续 7～8 天，常须普通止痛药与强力止痛药交换内服，方可减缓疼痛。而过服止痛药又导致便秘加重。两病交相困扰，使之烦躁不已。便秘又导致体重持续增长。现其体重已严重超标，BMI 已达 38。近年月经不调日益加重，月经每 2~6 月一行。舌淡红，边有齿痕，苔白腻，脉沉滑细。

中医辨证：痰湿久郁，血瘀内停。

针灸治疗：艾灸神阙及脐针正四位，针刺关元、中脘、天枢、归来、阴陵泉、丰隆、照海、太溪、外关、足临泣。

中药处方：温胆汤合少府逐瘀汤加减。姜半夏15g，陈皮10g，茯苓10g，竹茹10g，枳实10g，干姜10g，当归尾10g，川芎10g，赤芍10g，川牛膝15g，王不留行10g，三七5g，桃仁10g，红花10g，大黄10g，炙甘草5g。

以上中药煎服，每日1剂，分2次服，每周6剂，服2~3个月；之后以上基本原则不变，换为中药浓缩颗粒，又服1~2年，症状好转，但停药则疼痛复发，一直未能彻底停药止痛。因患者已年过50岁，在西医专家的劝说下，接受了子宫全切术。

子宫内膜异位症以痛经为主，多为实证。但是根据患者的体质状况，又有虚实之别，所以证型多为实证无虚，或虚实夹杂。中医对子宫内膜异位症的治疗应注意以下几个方面。

（1）对年轻患者调经止痛、改善症状，当重在经前用药，能够有效地遏制子宫内膜碎片脱落逆行外出应是主要治疗目的；在月经全周期予以调经治疗也是必要的。只在经期活血止痛无法从根本上解决问题。

（2）对于中年患者，需要重在调经以使月经规律，然后活血以改善子宫内膜的容受状况。补肾活血、行气活血、化瘀活血等治法，都可以软化瘢痕组织，促进内膜下毛细血管再生，改善内膜微循环，调整免疫活性物质，以改善子宫内膜，提高其容受性。只有子宫内膜的容受性得到改善，才可以形成利于受精卵着床、生长的良好的受孕环境，达到促孕的效果。

（3）子宫内膜异位症是气滞型的内分泌失调，综合应用针灸和中药，使之达到必要的治疗力度是取效的关键。

## 第六节　子宫肌瘤

子宫肌瘤也称为平滑肌瘤、纤维肌瘤或肌瘤，是导致不孕症或习惯性流产的常见疾病。特别是子宫内膜下生长的子宫肌瘤（由于子宫内膜环境差而形成）可影响子宫内膜的周期性变化，导致月经不调；也可以影响受精卵在子宫内着床，甚至影响胚胎的正常生长与发育，导致先兆流产。约有 20%～25%的育龄期女性患有子宫肌瘤，该病的主要症状为崩漏或月经过多、痛经和不孕。

### 一、子宫肌瘤的病因

子宫肌瘤的病因尚不明确，没有证据表明雌激素分泌会引起子宫肌瘤，但雌激素与子宫肌瘤的生长有关，子宫肌瘤可能含有高浓度的雌激素受体，所以雌激素可能促使子宫肌瘤扩大。子宫肌瘤可以通过解剖位置进行分类：子宫内膜下肌瘤位于子宫内膜下方，向宫腔内生长时往往会压迫子宫内膜，它们对子宫内膜及其血液供应的影响通常导致不规律子宫出血，并且影响胚胎植入引起不孕或自然流产。子宫内膜间质瘤位于子宫壁内，对生育的影响相对较小。

## 二、子宫肌瘤的诊断

临床症状：子宫异常出血，痛经。由于肌瘤压迫其他器官，可出现便秘、尿频或尿潴留等症状；患有多发性子宫肌瘤的女性中有27%~40%患有不孕症；继发于子宫肌瘤的自然流产发生率可能是正常妊娠自然流产发生率的2倍。

妇科检查和宫腔镜检查可以确诊。

## 三、子宫肌瘤所致不孕症的中医辨证论治

### （一）中医辨证论治

子宫肌瘤在中医中属“癥瘕”（包块和肿块）范畴，中医常见证型有瘀血阻滞，内积成瘕。

临床症状：下腹部有包块或肿块，可触及或不可触及，痛经，月经量多，伴有血块，有不孕或流产史。

治疗原则：活血化瘀，消肿破瘕。

中药处方：

（1）生化汤加减。当归24g，川芎15g，益母草30g，桃仁9g，炮姜3g（若月经量多，可用姜炭），荆芥（炮制）6~9g，甘草（炮制）5g。

随症加减：若伴有结节，加三棱6g，莪术6g，肉桂3g。

若经血量多，上述方剂调整剂量为：当归9g，川芎6g，益母草15g，桃仁6g，干姜6g，荆芥（炮制）9g，甘草（炮制）3g。

（2）桂枝茯苓丸加减。桂枝 10g，茯苓 10g，桃仁 10g，牡丹皮 10g，赤芍 10g，牡蛎 30g，鳖甲 10g，卷柏 10g，艾叶 10g，秦皮 10g，川续断 10g，黄柏 6g，黄芪 10g。

上述中药共研为末，炼蜜成丸，每次服用 10g，每日 3 次。

应在备孕前服用上述中药，在月经周期恢复正常，出血停止后，改用助孕处方，以积极备孕。

## （二）典型临床案例

H 女士，34 岁，公司经理，患有多发性子宫肌瘤 5 年。8 年前，她自然怀孕并分娩了一个男婴，当她母乳喂养并恢复月经周期后，经量逐渐增多，经期逐渐延长，痛经加剧。患者曾于近 2 年内流产 3 次，均在怀孕的第 7~8 周自然出血，然后在几周内流产。此后，她月经来潮持续将近 1 个月，于是进行妇科检查。

超声报告显示多发性子宫肌瘤，医生遂行手术切除 3 个子宫肌瘤。为了完全康复并再次怀孕，她前来就诊，希望进行中医治疗。

临床症状：术后月经周期为 28~31 天，行经 5~6 天，轻微痛经，经量正常，疲劳，抑郁，腹胀，腹泻，乳房胀痛，情志不畅，经前偶发偏头痛。舌质淡，边有紫色瘀斑，少苔，苔薄白，脉弦细。

中医辨证：脾肾气虚，瘀血阻滞。

针灸治疗：艾灸神阙，针刺百会、神庭、中极、关元、水道、足三里、血海、阴陵泉、三阴交、太溪、然谷、外关、足临泣。

中成药：桂枝茯苓丸与加味逍遥丸。

经常规针灸、中药治疗，半年后患者自然受孕。遂嘱其改服金匮肾气丸与香砂养胃丸，以保胎并预防滑胎，最终足月分娩一个健康男婴。

## 第七节　子宫内膜炎和宫颈炎

急性及慢性子宫内膜炎和宫颈炎是常见的妇科疾病，可能导致不孕。宫颈与阴道直接相连，因此它可能感染单纯疱疹病毒、人乳头瘤病毒（HPV）、支原体和其他病毒。炎症可以蔓延到子宫内，甚至整个盆腔内，造成子宫内膜炎甚至盆腔炎，最终导致子宫内膜状态不良而引起不孕。

### 一、子宫内膜炎和宫颈炎的诊断

（1）两者均可出现阴道分泌物增多，可为脓性或血性，或为浑浊、黏稠黏液。

（2）外阴瘙痒不适。

（3）下腹及腰骶部疼痛，痛经，并可能出现经间期出血。

（4）宫颈刮片检查可以确认并鉴别感染类型。

（5）血常规检查见异常白细胞可以确定感染的性质和程度。

## 二、子宫内膜炎和宫颈炎的中医辨证论治

### （一）中医辨证分型

【主要证型】

1. 湿热下注

临床症状：不孕，下腹及腰骶部疼痛；白带多，或黄或白，伴有异味，质混浊伴有血丝；疲乏，下肢沉重，头晕，胸闷。舌红，苔黄腻，脉滑数。

治疗原则：清利下焦湿热。

中药处方：四妙丸合血府逐瘀汤加减。黄柏 10g，苍术 10g，怀牛膝 15g，薏苡仁 30g，当归 10g，赤芍 10g，川芎 10g，生地黄 15g，桃仁 10g，红花 10g。

上述中药煎服，每日 1 剂，分 2 次服。

2. 阴虚内热

临床症状：不孕，月经前期量多，色红，有血块，后期量减少，色深，有少量血块，甚至闭经；腹部绞痛，五心烦热，午后潮热，颧红盗汗，口渴口干，久病消瘦。脉细数或结代，舌红少苔，有裂纹，边有紫色瘀斑。

治疗原则：滋阴清热，祛瘀调经。

中药处方：清骨滋肾汤加减。地骨皮 12g，牡丹皮 12g，沙参 12g，

麦门冬 9g，玄参 9g，五味子 5g，赤（白）芍 10g，五灵脂 10g，青蒿 6g，延胡索 10g。

上述中药煎服，于经期前一周及经期服用，每日 1 剂，分 2 次服。

【其他证型】

1. 气血两虚

临床症状：不孕，月经量少，色淡，无血块，甚至闭经；下腹胀痛，面色萎黄，神疲乏力，食欲不振，头晕，心悸。脉弦细，舌淡红，苔薄白。

治疗原则：益气养血，祛瘀调经。

中药处方：劫痨散加减。赤（白）芍 12g，党参 12g，黄芪 12g，当归 10g，熟地黄 10g，茯苓 10g，阿胶（烊化）10g，五味子 4.5g，丹参 9g，红花 5g，炙甘草 5g。

上述中药煎服，于经期后服用，每日 1 剂，分 2 次服。

2. 痰湿蕴结

临床症状：不孕，经期推迟，甚至闭经，少腹疼痛，体型肥胖，头晕，腰痛，神疲乏力，胸闷，口腻，食欲减退，舌淡红，苔黄腻或白腻，脉细滑。

治疗原则：理气化痰，祛瘀调经。

中药处方：启宫丸加减。丹参 10g，赤（白）芍 10g，陈皮 10g，苍术 10g，神曲 10g，川芎 10g，茯苓 9g，枳壳 9g，川续断 12g，五灵脂 12g。

上述中药煎服，于经期后服用，每日 1 剂，分 2 次服。

【治疗子宫内膜炎和宫颈炎引发不孕的验方】

黄柏 10g，牡蛎 12g，生地黄 15g，山药 10g，山茱萸 10g，牡丹皮 10g，茯苓 10g，泽泻 10g，五灵脂 10g，玄参 10g，黄芩 10g，夏枯草 10g，绿茶 10g。

此方可与大黄䗪虫丸合服。

### （二）子宫内膜炎与宫颈炎的针灸治疗

基本取穴：关元、气海、太冲、三阴交、子宫。随症补泻。

取穴分析：关元、气海，可益气、行气、活血，尤其可加强任脉气血循环。三阴交，为足部三条阴经的交会点，可刺激三条阴经，调节卵巢功能。太冲，为足厥阴肝经的原穴，可调节肝气。子宫，为靠近子宫和卵巢的经外奇穴，可刺激和增强卵巢功能。

随症加减：湿热下注，加阴陵泉、阳陵泉、水道、次髎，以清热利湿，用泻法。阴虚内热，加中极、阴谷、曲泉、阴陵泉，以益阴清热，用补法。气血两虚，加足三里、膈俞、脾俞，以益气补血，用补法。痰湿蕴结，加丰隆、阴陵泉、水道，以燥湿化痰，用泻法。

### （三）典型临床案例

M 女士，43 岁，不孕 8 年，子宫内膜炎、阴道及外阴炎症反复发作。抑郁，痛经，月经量过多，伴经前紧张综合征；常见下腹及腰骶部疼痛，白带较多，色黄或白，质稀或稠多，量多或少；复发性外阴疱疹。

医生给予其各种抗生素和抗病毒药物治疗，但其症状并没有得到完全控制。直到近期，患者不仅炎症与疱疹复发，而且月经周期缩短为21~26天，行经4~5天，因此她求诊于中医，并联系生育专家预约进行胚胎移植。

临床表现：不孕，抑郁，下腹及腰骶部坠痛，白带多，色黄，黏腻，外阴部有疱疹，末次月经为21天前，痛经，便溏，眠差。舌红，根部苔黄腻，脉细滑。

中医诊断：湿热下注，阴虚血瘀。

治疗方案分为两步：①消除反复多发性炎症。②积极备孕。

针灸治疗：针刺百会、神庭、中极、关元、气海、归来、曲池、合谷、血海、阴陵泉、三阴交、太溪、然谷。

曲池、血海施以透天凉针法，重在清利下焦湿热。以上治疗每周1次。

中药处方：四妙丸合血府逐瘀汤加减。黄柏10g，苍术10g，川牛膝10g，薏苡仁30g，生地黄15g，当归10g，赤芍10g，川芎10g，蛇床子10g，苦参10g，益母草10g，香附10g。

可配合中药洗剂清洗外阴。

接受上述治疗2个月后，该患者所有炎症均得到控制，并准备进行进一步治疗以改善其卵巢储备功能。

治疗原则：补肾益精健脾，养血活血。

针灸治疗：艾灸神阙，针刺气海、关元、子宫、阴谷、照海、太溪、外关、足临泣、合谷、太冲。

中药处方：熟地黄30g，当归10g，赤芍10g，川芎10g，女贞子10g，菟丝子30g，旱莲草10g，枸杞子10g，何首乌10g，香附10g，苦参10g，合欢皮10g，紫石英10g，桃仁10g，红花10g（经期前2周加），淫羊藿15g，砂仁10g，柴胡5g（经期后2周加）。

上述中药煎服，每日1剂，分2次服。

之后患者接受胚胎移植治疗，成功取出5颗卵子，最终1个健康胚胎被移植至其子宫，患者足月分娩一个健康女婴。分娩后，患者再未出现生殖系统炎症。

## 第八节 输卵管炎症

输卵管连接卵巢和子宫，是卵细胞从卵巢进入子宫的通道，也是受精卵进入子宫的必经之路。因此，当输卵管出现损伤时，可影响精子与卵子的结合和受精卵的正常着床，从而影响受孕或导致不孕。输卵管问题是产生继发性不孕症的重要因素。

### 一、输卵管炎症引起不孕的原因

输卵管炎症是导致不孕症最常见的病因。慢性输卵管炎症常由急性炎症未能得到及时治愈而产生。输卵管炎症可能会造成输卵管僵硬和输卵管周围粘连，导致单侧或双侧发生部分或完全阻塞，阻碍卵子和精子通过。炎症还可以引起免疫反应，在输卵管中产生抗精子抗体。这种病因的不孕症约占不孕症患者的23.7%～35.7%。近年来，生殖道炎症的发病率逐渐增高，因此我们应该更加重视对这些疾病的治疗和预防。

## 二、输卵管炎症的诊断

临床症状：腹痛反复发作，肛门部有下坠感，腰骶部疼痛，白带量多、色白、过度劳累后加重，经期前后或排卵前后性欲增强，月经不调，有分娩后（或术后）不孕史或细菌、病毒感染史。

通过输卵管造影检查、宫腹腔镜联合检查和通液试验可以判断输卵管是否通畅。

## 三、输卵管炎症及阻塞有关的不孕症的中医辨证论治

慢性输卵管炎症和输卵管阻塞在中医里属“白带”“痛经”“癥瘕”“不孕”范畴，中医认为湿、热、气滞血瘀是基本致病因素；慢性病程的后期可能出现虚寒。无论是气滞还是血瘀都是慢性输卵管炎症引起输卵管阻塞和不孕的主要原因。以下原因可能造成上述状态：压力过大，长期忧虑导致肝郁气滞；月经或分娩后子宫内有部分残留血液，扰乱相关经络的气血运行；邪气入侵，特别是湿邪易侵犯生殖道，造成气血不畅；脾肾不足，寒邪入侵，或寒邪内生，均可造成宫寒以及生殖道内气滞血瘀。

### （一）中医辨证分型

【主要证型】

#### 1. 气滞血瘀

临床症状：不孕，月经量少或量多，经血色黑，有血块，经期腹胀拒按，腰痛，白带量多、色黄白相间、质黏腻伴有异味，胸闷，乳房胀痛，抑郁。舌深紫，苔薄白，或边有瘀斑，脉弦细。

治疗原则：行气活血化瘀，通经活络。

中药处方：血府逐瘀汤加减。桃仁 9g，红花 9g，当归 10g，赤芍 10g，熟地黄 10g，川芎 5g，柴胡 6g，桔梗 6g，枳壳 10g，怀牛膝 10g，川续断 15g，丝瓜络 6g，延胡索 10g。

上述中药煎服，每日 1 剂，分 2 次服。

【其他证型】

#### 1. 寒湿内蕴

临床症状：不孕，经期推迟，月经量少，经血色深紫，有血块，下腹冷痛，得温则舒，四肢厥冷，恶寒，小便清长，腹泻。舌淡，苔白腻，脉沉细弱。

治疗原则：温经散寒，活血化瘀。

中药处方：桂枝茯苓丸加减。桂枝 10g，茯苓 10g，桃仁 10g，赤芍 10g，牡丹皮 10g，荔枝核 10g，山楂 10g，肉桂（后下）5g，川续断 12g，丝瓜络 5g，苏木 12g。

上述中药煎服，每日1剂，分2次服。

2. 湿热内蕴

临床症状：不孕，少腹隐痛，经期缩短，月经量多，经血色红，有黏稠血块，腰背酸痛，白带量多、色黄、质黏腻，面红潮热，口苦口干，小便黄赤，腹胀，便溏。舌红，苔黄腻，脉滑数。

治疗原则：清热利湿，通经化瘀。

中药处方：红藤败酱散加减。红藤15~30g，败酱草15~30g，丹参10g，赤（白）芍10g，茯苓10g，木香6~9g，延胡索12g，桑寄生12g，山楂9g，薏苡仁15~30g，苍术9g，蒲公英10g。

上述中药煎服，每日1剂，分2次服。

3. 脾虚湿蕴，瘀血阻滞

临床症状：不孕，少腹隐痛，经期推迟，月经量少或量多，经血色淡，无血块，神疲乏力，食欲不振，腹胀，腹泻，白带量多、色白或黄，质稀，面色苍白。舌淡红，苔白，脉芤弱。

治疗原则：补脾益气，通经化瘀。

中药处方：香砂六君汤合桂枝茯苓丸加减。木香6~10g，砂仁（后下）5g，丹参15g，白术10g，茯苓10g，陈皮6g，山楂12g，半夏5g，桂枝9g，赤芍9g，红花9g，牡丹皮9g，丝瓜络6g。

上述中药煎服，每日1剂，分2次服。

4. 阴虚血瘀

临床症状：不孕，少腹隐痛或绞痛，腰痛，经期缩短或推迟，月经量少或多，经血色红，伴血块，烦躁，眠差甚至失眠，白带量少偶有增多、色黄、质稠或稀。舌红，苔薄黄，脉弦数。

治疗原则：滋阴养血，通经化瘀。

中药处方：归芍地黄汤加减。当归 10g，赤（白）芍 10g，山药 10g，山茱萸 10g，熟地黄 10g，牡丹皮 10g，茯苓 10g，泽泻 9g，山楂 10g，败酱草 15g，丝瓜络 10g，五灵脂 10g，怀牛膝 10g。

上述中药煎服，每日 1 剂，分 2 次服。

### （二）其他疗法

#### 1. 保留灌肠治疗

灌肠剂验方：当归 10g，赤芍 10g，三棱 6g，莪术 6g，天仙藤 15g，皂角刺 10g，山甲片 10g，乳香 6g，没药 6g。

上述中药煎出 200 毫升药汤，冷却至 37 ~ 39℃，灌肠后保留 20~30 分钟，每日 1 次，10 天为 1 个疗程，每隔 3~4 天休息 1 天。

#### 2. 外敷剂

消癥散：千年健 6g，寻骨风 6g，羌活 6g，独活 6g，川椒 6g，白芷 6g，乳香 6g，没药 6g，红花 6g，血竭 6g，川续断 21g，桑寄生 21g，五加皮 21g，赤芍 21g，当归 21g，防风 21g，透骨草 50g，艾叶 50g。

上述中药共研为末，放入纱袋，蒸 40 分钟，取出后置于少腹部，热敷 40~60 分钟，经期停用。

### （三）输卵管炎症和输卵管阻塞的针灸治疗

基本取穴：子宫、关元、大赫、气海、太冲、三阴交。随症补泻。

取穴分析：关元、气海，可益气、行气活血，尤其可加强任脉气血循环。三阴交，为足部三条阴经的交会点，可刺激三条阴经，调节卵巢功能。太冲，为足厥阴肝经的原穴，可调节肝气。子宫，为靠近子宫和卵巢的经外奇穴，可以刺激和增强卵巢功能。

随症加减：气滞血瘀，加太冲、合谷、足三里、血海，以理气活血，用泻法。寒湿内蕴，加神阙（艾灸）、中脘、足三里、命门，以散寒除湿，用补法。湿热内蕴，加足三里、阴陵泉、阳陵泉、水道、次髎，以清热利湿，用泻法。脾虚湿蕴，瘀血阻滞，加阴陵泉、脾俞，以补脾，用补法；加水道、足三里、血海，以化瘀利湿，用泻法。阴虚血瘀，加阴谷、曲泉，以滋阴，用补法；加足三里、膈俞，以活血化瘀，用泻法。

## 三、临床研究

傅锦荣等人①评估输卵管通液结合中药治疗输卵管性不孕症的有效性。该研究在7个数据库中进行检索，共筛选了1337篇论文，其中只有16个随机对照临床试验符合要求并被纳入研究。研究分析表

① Wen Huanhuan, Fu Jinrong, Tang Hong, et al. Hydrotubation combined with Chinese herbal medicine for salpingitic infecundity: a systematic review and meta-analysis [J]. Cell biochemistry and biophysics, 2015, 71 (2).

明，与单独使用输卵管通液相比，输卵管通液结合中药治疗能达到较高的妊娠率和较低的异位妊娠率，且输卵管复通的成功率显著提高，患者的临床症状均得到更好缓解。现有临床资料表明，与单纯输卵管通液相比，输卵管通液结合中药治疗输卵管性不孕症的疗效更佳。

## 第九节 衣原体和支原体感染

发生在输卵管的衣原体和支原体感染通常无明显症状或症状较轻，不易被早期诊断，这也是导致不孕的常见因素。衣原体感染最初影响宫颈，也可诱发许多生殖器官炎症，如子宫内膜炎、输卵管炎症和盆腔炎症，最终可导致输卵管性不孕症或异位妊娠。性传播感染的发病率近年来有所增加，这也可能是导致不孕症的因素之一。由于这些传染性疾病在西方国家应由相关医疗管理机构来控制，以便配合治疗和管理，所以在这里不对其进行讨论。

### 一、衣原体和支原体感染的诊断

临床症状：经期推迟，伴有月经量过多或间歇性经期后子宫出血，经前或经期腹痛，腹部两侧隐痛，腰痛，白带量多、色白，不孕。

输卵管单侧或双侧肿大，妇科检查可见条索状压痛，宫颈处可见脓性分泌物。

宫颈、尿道、阴道或外阴分泌物检查显示衣原体和支原体呈阳性可确诊。

## 二、衣原体与支原体感染引起不孕症的中医辨证论治

中医认为由衣原体和支原体感染引起的输卵管炎症属于湿热侵袭。一般情况下，患者可能接触不洁的洗涤剂或洗涤工具，或经历不洁性行为。湿热侵袭子宫、生殖道及相关经络，造成气滞血瘀，精血不足，导致不孕。

### （一）中医辨证分型

#### 1. 湿热壅盛

临床症状：不孕，月经不调，月经量极少或量多，经血色紫红伴有血块，或淋漓不尽，少腹胀，腰背酸痛，腹部两侧持续隐痛或一侧或双侧胀痛，胸部满闷，白带量多、色黄、质稠或稀。舌红，苔薄黄，底层厚腻，脉弦细。

治疗原则：清热化瘀，利湿止痛。

中药处方：清热利湿汤。丹参 10g，赤（白）芍 10g，红藤 15~30g，败酱草 15~30g，木香 6~10g，延胡索 10~15g，薏苡仁 15~30g，桑寄生 12g，茯苓 10g，五灵脂 10g，白花蛇舌草 10g，苍术 10g，怀牛膝 10g。

上述中药煎服，经期后开始服用，每日 1 剂，分 2 次服。

#### 2. 瘀血阻滞

临床症状：不孕，月经量过多，经血色红伴有血块，经期推迟，痛经，月经后白带带血，经间期出血，腹痛，胸部满闷，失眠多梦，

抑郁。舌深红。

治疗原则：活血化瘀，理气通络。

中药处方：通管散。山甲片 10g，天仙藤 15g，苏木 9g，当归 12g，赤（白）芍 12g，路路通 6g，丝瓜络 6g，鸡血藤 15g，川续断 12g，地龙 10g。

上述中药共研为末，每日 5g 口服；或上述中药煎服，每日 1 剂，分 2 次服。月经过多者，经期停服。

### （二）衣原体和支原体感染的针灸治疗

基本取穴：曲骨、气海、太冲、百虫窝、子宫。随症补泻。

取穴分析：曲骨、气海，可益气、行气、活血，尤其可加强任脉气血循环。太冲，为足厥阴肝经的原穴，可通调肝气和宗气。百虫窝，可祛湿疏风清热。子宫，为靠近子宫和卵巢的经外奇穴，可刺激和增强卵巢功能。

随症加减：湿热内蕴，加三阴交、阴陵泉、水道、行间，以清热利湿，用泻法。瘀血阻滞，加太冲、合谷、足三里、血海，以行气活血化瘀，用泻法。

## 三、临床研究

沈碧琼等人①观察盆炎清胶囊治疗气滞血瘀型盆腔炎的临床疗

---

① Shen BQ, Situ Y, Huang JL, et al. A Clinical Study on the Treat ment of Chronic Pelvic Inflammation of Qi-stagnation with Blood Stasis Syndrome by Penyanqing Capsule [J]. Chinese Journal of Integrated Traditional and Western Medicine, 2005 (04): 249-254.

效。该研究将82例患者随机分为两组，治疗组中的42名患者口服盆炎清胶囊，每日3次，每次4粒；对照组中的40名患者口服妇炎康片，每日3次，每次6片。两组疗程均为2个月。疗程结束后，比较治疗前后两组综合疗效以及症状体征的变化。该研究还观察了盆炎清胶囊对部分患者血液流变性以及致病衣原体和支原体的影响。

研究发现治疗组的有效率为83.3%，与对照组相比无统计学差异（77.5%，$P>0.05$）。然而，盆炎清胶囊可显著降低患者的血液流变指标，并对致病衣原体和支原体有显著的影响。盆炎清胶囊治疗气滞血瘀型慢性盆腔炎有很好的疗效。

## 第十节 高泌乳素血症

高泌乳素血症是一种可引起排卵障碍性不孕症的激素紊乱性疾病。

### 一、泌乳素升高的原因

（1）分娩或流产后下丘脑-垂体-性腺轴功能未恢复；由于促性腺激素水平低下，可能会出现暂时性泌乳素升高。

（2）一些药物，如类固醇激素、雌激素等可以使泌乳素升高；利血平、西咪替丁可以干扰多巴胺的合成和代谢，并阻断多巴胺同其受体结合，从而无法抑制泌乳素，导致其水平升高。

（3）甲状腺功能减退，促甲状腺激素可以促进泌乳素的分泌。

（4）肾衰竭、胸部创伤和肾上腺机能减退也可促进泌乳素的分泌。

（5）脑垂体肿瘤和其他转移性脑肿瘤可以造成泌乳素的升高。

## 二、高泌乳素血症的诊断

（1）原发性或继发性不孕，闭经，可能出现乳头溢液。

（2）血清中泌乳素较高，促性腺激素、雌激素、孕酮等均可出现相应的变化。

（3）须进行相关 CT 和 MRI 检查，以确诊是否有脑部肿瘤。

（4）多伴有情绪不稳症状。

## 三、高泌乳素血症引起不孕症的中医辨证论治

### （一）中医辨证分型

高泌乳素血症在中医理论中属于“不孕”“闭经”范畴，与肝火旺、肾火衰、脾虚痰湿积聚有关。

#### 1. 肝火旺盛

临床症状：闭经，不孕，乳头溢液量多、色淡黄、质厚腻，乳房胀痛，乳头刺痛，易怒，口苦口干，头晕头痛，失眠，大便干，小便黄。舌红，苔黄，脉弦数。

治疗原则：清肝泻火，养血调经。

中药处方：化肝煎加减。赤（白）芍 10g，川贝母 5g，青（陈）

皮 6g，钩藤 15g，牡丹皮 10g，郁金 10g，川楝子 6g，麦芽 15～30g，怀牛膝 15g，山楂 10g，牡蛎 50g，夏枯草 10g。

上述中药煎服，每日 1 剂，分 2 次服。

2. 阴虚内热

临床症状：短期闭经，长期不孕，乳头挤压时有少量溢液，溢液质稀、色淡黄，腰骶酸痛，头晕耳鸣，眼前黑影，五心烦热，体型瘦弱。舌红，少苔，脉小弦细。

治疗原则：养肝血，益肾精，调经和冲。

中药处方：二甲地黄汤加减。龟板（先煎）10～20g，鳖甲 10～15g，枸杞子 10g，山茱萸 10g，山药 10g，牡丹皮 10g，茯苓 10g，泽泻 10g，女贞子 10g，怀牛膝 10g，淫羊藿 10g，当归 10g，川续断 10g。

上述中药煎服，每日 1 剂，分 2 次服。

3. 脾虚痰湿

临床症状：闭经，继发性不孕，体型肥胖，乳头溢液，溢液量多质稀，无乳房胀痛，神疲乏力，头晕心悸，食欲不振，面部浮肿，腹泻。舌淡，苔白腻或白厚腻，脉沉细。

治疗原则：补气健脾，养血化痰。

中药处方：六君子汤合启宫丸加减。苍（白）术 10g，香附 10g，半夏 10g，陈皮 10g，茯苓 10g，木香 10g，党参 10g，泽泻 10g，神曲 10g，石菖蒲 15g，麦芽 30g。

上述中药煎服，每日 1 剂，分 2 次服。

中成药加味逍遥丸，在临床中常用来降低泌乳素，且疗效佳，尤其对泌乳素轻微升高的患者有良好疗效。

### （二）高泌乳素血症的针灸治疗

基本取穴：百会、神庭、承浆、膻中、关元、天枢、足三里。随症补泻。

取穴分析：百会，为诸经交会点；神庭，可调神志；承浆，为任脉的终点。它们共同调节任脉与督脉的联系，从西医角度来说就是调节下丘脑-垂体-性腺轴的功能。膻中，为心包经的募穴，八会穴之气会，可刺激任脉经气及乳房的气血循环。关元，可益气、行气活血，尤其可加强任脉气血循环。天枢、足三里，为足阳明胃经上的两个关键穴位，可调节乳房周围气血循环。

随症加减：肝火旺盛，加行间、期门，以清肝泻火，用泻法。阴虚内热，加复溜、阴谷、三阴交、期门，以滋阴清热，用补法。脾虚痰湿，加阴陵泉、大横，以补脾，用补法；加丰隆、水道，以化痰祛湿，用泻法。

### （三）典型临床案例

F 女士，33 岁，泌乳素高导致 3 次自然流产。患者于第 3 次妊娠的第 8 周出现突发阴道出血再次停止服保胎西药（西医妇科专家给予的孕激素类药）。经过相关检查，确诊其多次流产的原因为泌乳素升高。且患者有许多情绪症状，其妇科医生介绍患者前来就诊。

临床表现：持续流泪，情绪失控，抑郁，腹部绞痛。患者于1天前服用了清宫药物，就诊时仍有轻微出血，伴头痛、失眠、焦虑、腹泻和疲劳症状。舌红，边尖红甚，苔薄，脉弦细。

激素水平：泌乳素升高，其余激素正常。

西医诊断：习惯性流产，泌乳素升高。

中医辨证：肝郁脾虚，肝火旺盛。

针灸取穴：百会、神庭、头维（头皮针中的情感区）、外关、足临泣、合谷、太冲、中极、气海、子宫、阴陵泉。

中药处方：①促进子宫中气血运行，活血行气，清肝泻火。柴胡10g，枳壳10g，赤芍10g，莪术10g，益母草10g，桃仁10g，红花10g，黄连6g，栀子10g，酸枣仁10g，茯神10g，川芎10g。上述中药煎服，每日1剂，分2次服。1周后，患者从流产后不良状态中恢复，出血停止，情绪冷静，睡眠改善。②疏肝补脾，调经助孕。予中成药柴胡舒肝丸与人参归脾丸，于月经周期的前2周口服；逍遥丸与金匮肾气丸，于月经周期的后2周口服。

经过3个月的上述治疗，患者泌乳素分泌恢复正常。患者于1个月后自然受孕，症见轻微妊娠反应，恶心，呕吐，少量阴道出血，嘱其口服中成药加味逍遥丸与金匮肾气丸以稳定情绪并缓解阴道出血，直到怀孕第12周停药。之后患者恢复正常的妊娠过程，并足月自然分娩一个健康女婴。

## 第十一节　高雄激素血症

高雄激素血症是一种激素紊乱性疾病，以不孕、月经不调和多毛症为主要特征。若血清中雄激素过高或其活性过高则易发展为不孕症。

## 一、高雄激素血症的病因

（1）雄激素在卵巢中过度合成：在受促黄体素调节的卵巢间质组织中，雄激素合成能力最强。

（2）在促肾上腺皮质激素刺激下，肾上腺分泌雄激素。

（3）雄激素可由其他外周组织转化而来。

雄激素过多可通过下丘脑-垂体-性腺轴引起卵巢功能紊乱，从而产生无排卵、月经不调、不孕、多毛症。

## 二、高雄激素血症的诊断

临床表现：不孕，月经不调，皮肤油腻，多毛，声粗，有喉结，有胡子和体毛，肌肉强壮，少数可伴有阴蒂肥大。

实验室检查：LH、FSH、睾酮（T）、雄酮（DS）、尿17-羟类固醇、尿17-酮异常，可用于辨别雄激素产生于卵巢或肾上腺。

## 三、高雄性激素血症引起不孕症的中医辨证论治

### （一）中医辨证分型

高雄性激素血症在中医中可归为“不孕”“闭经”范畴或痰湿证。

【主要证型】

阴虚阳亢

临床症状：不孕，经期延长或缩短，月经量少，经血色红，无血块，腰背酸痛，头晕耳鸣，失眠盗汗，口干咽燥，五心烦热，午后体温偏低。舌红少苔，苔薄黄，脉弦细数。

治疗原则：滋阴补肾，泻火潜阳。

中药处方：知柏地黄汤加减。生（熟）地黄 12g，山药 12g，山茱萸 12g，枸杞子 12g，怀牛膝 12g，黄柏 12g，白芍 9g，知母 9g，牡丹皮 9g，泽泻 9g，钩藤 15g。

上述中药煎服，每日 1 剂，分 2 次服。

【其他证型】

1. 血瘀互结

临床症状：月经推迟，经量少，经血色紫暗，有血块，或伴有痛经，或月经稀发，逐渐闭经；不孕，肤色暗黑，多毛。舌紫，边有紫斑，脉细涩。

治疗原则：活血化瘀，理气调经。

中药处方：益肾通经汤加减。柏子仁 10g，丹参 10g，熟地黄 10g，怀牛膝 10g，红花 10g，五灵脂 10g，赤（白）芍 12g，泽兰 12g，川续断 12g，茺蔚子 12g。

上述中药煎服，每日 1 剂，分 2 次服。

2. 痰湿壅盛

临床症状：月经推迟，血量减少，甚至闭经；不孕，皮肤油腻，多毛，多脂，体型渐胖，胸闷，口腻，痰多，恶心，白带或多或少、质稠腻。苔黄白，脉弦滑。

治疗原则：祛湿化痰，调经固冲。

中药处方：越鞠二陈汤合四妙丸加减。苍术 10g，香附 10g，陈皮 6g，半夏 6g，茯苓 12g，神曲 12g，怀牛膝 10g，薏苡仁 10g，牡丹皮 10g，桑白皮 10g。

上述中药煎服，每日 1 剂，分 2 次服。

（二）高雄性激素血症的针灸治疗

基本取穴：百会、神庭、承浆、关元、三阴交。随症补泻。

取穴分析：百会，为诸经交会点；神庭，可调神志；承浆，为任脉的终点。它们共同调节任脉与督脉的联系，从西医角度来说就是调节下丘脑–垂体–性腺轴的功能。关元，可益气、行气活血，尤其可加强任脉气血循环。三阴交，为足部三条阴经的交会点，可刺激三条阴经，调节卵巢功能。

随症加减：阴虚阳亢，加复溜、阴谷，以养阴，用补法；加率谷、合谷，以潜阳，用泻法。血瘀互结，加足三里、血海、膈俞，以祛瘀，用泻法。痰湿壅盛，加阴陵泉、丰隆、水道，以祛湿化痰，用泻法。

### （三）临床典型案例

H女士，38岁，护士，患者因月经不调、肥胖、多毛加重3年，前来就诊。患者16岁月经初潮，常年月经不调，一般2~3月一至，最长时半年一至。每次行经5天，从经前1周即开始腹痛，且逐渐加重，至月经期，腹痛尤甚2~3天，渐轻直至月经结束。患者体型高大，较胖，近年增重尤其迅速，且可见双下肢较多体毛，性情急躁，易怒，烦闷，眠差。患者暂无生育要求，只希望改善疼痛，改善内分泌失调症状。

临床症状：患者就诊时，已3个月无月经。心烦急躁，头痛，腹痛，眠差，便秘，颜面、前胸见痤疮。舌边尖红，苔薄黄腻，脉弦。

实验室检查：FSH、LH、T均为高值；$E_2$很低。

西医诊断：闭经，月经不调，高雄激素血症，多囊卵巢综合征，痛经，子宫内膜异位症。

中医辨证：气滞血瘀，痰湿化热。

中医治则：活血化瘀，化痰清热。

针灸取穴：百会、神庭、关元、气海、归来、曲池、合谷、阴陵泉、丰隆、三阴交、太溪、然谷、足临泣、太冲。

中药处方：龙胆泻肝汤合血府逐瘀汤。龙胆草10g，川楝子10g，柴胡10g，郁金10g，泽泻10g，枳壳10g，滑石15g，当归10g，生地黄30g，赤芍10g，川芎10g，桃仁10g，川牛膝15g，甘草5g。

行经时，加蒲黄10g，五灵脂10g，元胡10g。

上述针药结合治疗1周，患者即来月经，且疼痛有所减轻。连续治疗3个月，患者可以保持每个月有月经，且疼痛大大减轻，经期可以坚持工作，而且心情、睡眠均可保持较好状态，各项实验室指标都有所改善。加之患者坚持锻炼，体重也有所减轻。但是停药之后，患者经期又出现逐渐延长，实验室指标也出现波动。鉴于经济压力，患者难以长时间接受中医治疗，故在西医建议下接受了子宫全切术。

## 第十二节 甲状腺疾病

一些慢性疾病、特殊的代谢性疾病、自身免疫性疾病也可能引起内分泌失调，导致月经不调和不孕。

甲状腺疾病属于内分泌疾病，也是自身免疫性疾病。甲亢是指甲状腺功能亢进症，甲减是指甲状腺功能减退症，格雷夫斯病（Graves disease）可引起甲状腺产生过多的甲状腺激素，格雷夫斯病的某些症状与甲亢症状相同，但患有格雷夫斯病的患者也可能出现与甲亢无关的其他症状。

原发性甲状腺功能紊乱，或因治疗而产生的一些继发性症状，可导致甲状腺功能异常敏感，出现亢进或减退。所以甲状腺功能紊乱常会影响卵巢功能，造成月经不调、闭经、不孕等。

### 一、甲状腺疾病的诊断

临床症状：甲状腺功能亢进可见体重下降，厌食，恶热，汗出，腹泻，手颤，烦躁，情绪不稳，月经过少，不孕。甲状腺功能减退可见疲倦，嗜睡，体重上升，便秘，恶寒，声音嘶哑，抑郁，闭经，不孕。

常规检查：促甲状腺激素（TSH）升高提示甲状腺功能减退症，TSH降低提示甲状腺功能亢进症。

当无法准确判断TSH值时，游离$T_4$（甲状腺素）、游离$T_3$（三碘甲状腺原氨酸）也可以从侧面反映甲状腺功能状态。

超声：可区分囊性和实性冷结节。

## 二、与甲状腺疾病有关的不孕症的中医辨证论治

甲状腺疾病可归属于中医的“瘿瘕”“虚劳”“闭经”范畴，与肝火旺盛、气滞、痰湿、阴阳失衡有关。

### （一）中医辨证分型

#### 1. 肝火旺盛，肾阴不足

临床症状：易躁易怒，喉前有肿物或甲状腺肿大易触，抑郁，胸闷，嗳气，手颤，入睡困难，行经前情绪不佳，闭经，不孕。舌红或舌边红，苔黄，弦脉数。甲状腺功能亢进。

治疗原则：疏肝清热，养血滋阴。

中药处方：加味逍遥丸合韩百灵益气滋阴方。当归10g，香附10g，茯苓10g，牡丹皮10g，天花粉10g，熟地黄10g，杜仲10g，山茱萸10g，怀牛膝10g，川续断10g，山药10g，桑寄生10g，牡蛎

15g，龟板 15g，白芍 10g，海螵蛸 10g。

上述中药煎服，每日 1 剂，分 2 次服。

2. 痰湿阻络

临床症状：月经量少，闭经，肥胖，口腻，头重，精神萎靡，性欲淡漠，食欲不振。舌肿大苍白，苔白腻，脉沉滑。甲状腺功能减退。

治疗原则：健脾除湿，化瘀通络。

中药处方：韩百灵袪痰湿通络方。山药 10g，苍术 10g，白术 10g，半夏 10g，枳壳 10g，厚朴 10g，神曲 10g，陈皮 10g，山甲珠 10g，茯苓 10g，滑石 15g，皂角刺 10g。

上述中药煎服，每日 1 剂，分 2 次服。

3. 气血两虚

临床症状：神疲乏力，气喘，头晕，心悸，体瘦，嗜睡，口干，腰膝酸痛，恶热，五心烦热，便溏，纳差。舌淡红，少苔，脉细弱。慢性甲状腺功能紊乱。

治疗原则：补气养血，补肾温阳。

中药处方：毓麟珠加减。党参 10g，白术 10g，茯苓 10g，当归 10g，白芍 10g，川芎 10g，熟地黄 15g，菟丝子 10g，杜仲 10g，鹿角霜 10g。

上述中药煎服，每日 1 剂，分 2 次服。

### （二）与甲状腺疾病有关的不孕症的针灸治疗

基本取穴：百会、神庭、承浆、天突、中脘、足三里。随症补泻。

取穴分析：百会，为诸经交会点；神庭，可调神志；承浆，为任脉终点。它们共同调节任脉与督脉间的联系。天突，为任脉上临近甲状腺的穴位，可以调节甲状腺气血，祛湿化痰。中脘，为胃之募穴，八会穴之腑会，可助祛湿化痰。足三里，为足阳明胃经之合穴，可理气活血。

随症加减：肝火旺盛，肾阴不足，加行间、期门，以疏肝清热，用泻法；加复溜、阴谷，以补肾滋阴，用补法。痰湿阻络，加阴陵泉、丰隆、水道，以化痰祛湿，用泻法。气血两虚，加关元、气海、脾俞、膈俞，以补气养血，用补法。

### （三）典型临床案例

RH 女士，公司职员，23 岁。患者初入职场，工作压力大，患有甲状腺功能亢进症。经西医治疗后，患者的临床症状得到控制，TSH 正常。但 1 年后，患者月经量减少，甚至闭经，体重增加。来诊时，患者已闭经超过半年。实验室检查可见 LH 升高，卵巢肥大；西医诊断为多囊卵巢综合征早期，并嘱其口服 1 个疗程避孕药进行治疗。

患者曾接受中医治疗，疗效佳，所以此时优先选择中医治疗，并放弃服用避孕药。

临床症状：闭经半年，腰骶酸痛，大便秘结，眠差，焦虑紧张。舌红，少苔，脉弦细。TSH 正常，LH 升高，B 超提示双侧卵巢稍大。患者已停服甲亢相关药物。

西医诊断：多囊卵巢综合征/卵巢早衰不除外，甲亢（已治愈），焦虑症。

中医辨证：肝肾阴虚，脾虚气滞，化热伤阴。

治疗原则：养阴清虚热，化瘀调气机。

针灸取穴：百会、印堂、风池、关元、气海、归来、阴陵泉、三阴交、阴谷、太溪、然谷、外关、足临泣。

中药处方：生地黄 15g，熟地黄 15g，女贞子 10g，旱莲草 10g，何首乌 10g，川芎 10g，黄柏 10g，知母 10g，肉苁蓉 10g，当归 10g，红花 10g，桃仁 10g，益母草 10g，豨莶草 10g。

以上中药煎服，每日 1 剂，分 2 次服。

进行了 2 个月的治疗后，患者月经来潮，并持续 3 个月正常来潮，LH 和超声检查结果恢复正常。

## 第十三节　肥　胖

体内脂肪积聚过多，并超出标准体重 20% 以上，或者体重指数（BMI）大于 24，则称为肥胖。无任何病理原因的肥胖为单纯性肥胖；由代谢性、内分泌性、自身免疫性或其他疾病引发的肥胖为继发性肥胖。单纯性或继发性肥胖都会扰乱体内的平衡，导致月经不调、闭经甚至不孕。

## 一、肥胖的诊断

体重超过标准体重的10%，提示超重；体重超过标准体重的20%，可诊断为肥胖。

## 二、肥胖引起不孕症的中医辨证论治

肥胖可由痰湿、血瘀等引起。一些轻度肥胖和经济条件有限的患者可以通过规律、适当地锻炼纠正月经不调，也可以通过中医综合治疗帮助减肥和调理月经。

### （一）中医辨证分型

【常见证型】

1. 痰湿内蕴

临床症状：月经不调，不孕，体型肥胖，四肢沉重，酸痛，胸闷，食欲不振。舌体肿胀，色苍白，苔白腻，脉滑。

治疗原则：利湿化痰，活血化瘀。

中药处方：韩百灵祛痰湿通络方。山药10g，苍术10g，白术10g，半夏10g，枳壳10g，厚朴10g，神曲10g，陈皮10g，山甲珠10g，茯苓10g，滑石10g，皂角刺10g。

上述中药煎服，每日1剂，分2次服。

### 2. 气滞血瘀

临床症状：月经不调，闭经，不孕，体型肥胖，易躁易怒，食欲亢进。舌紫暗，有瘀点或瘀斑，脉弦或涩。

治疗原则：疏肝理气，活血化瘀。

中药处方：柴胡疏肝散合桃红四物汤加减。柴胡10g，枳壳10g，厚朴10g，赤芍10g，当归10g，川芎10g，熟地黄15g，香附10g，茯苓10g，白术10g，大黄10g，桃仁10g，红花10g，甘草5g。

上述中药煎服，每日1剂，分2次服。

### 3. 脾肾两虚

临床症状：月经推迟，闭经，不孕，体型肥胖，神疲乏力，腰腿酸软，头晕，气喘，下腹冷、钝痛，食欲不振，餐后腹胀加重。舌体肿胀，色苍白，苔薄白，脉沉细弱。

治疗原则：健脾温肾，疏通经络。

中药处方：四君子汤合金匮肾气丸加减。党参10g，白术10g，茯苓10g，甘草5g，附子10g，肉桂2g，熟地黄15g，山茱萸10g，牡丹皮10g，山药10g，泽泻10g，茯苓10g，丹参10g，益母草10g，皂角刺10g。

上述中药煎服，每日1剂，分2次服。

【临床验方】

轻身饮1号：番泻叶10g，泽泻10g，山楂10g，草决明10g。

上述中药煎服，每日100毫升，4周为1个疗程。

### （二）肥胖相关不孕症的针灸治疗

基本取穴：中脘、下脘、气海、天枢、足三里。随症补泻。

取穴分析：中脘，为胃之募穴，八会穴之腑会，下脘用泻法，可重点疏利任脉。气海，可补气、行气活血。天枢，可调节大肠，祛除壅盛。足三里，为足阳明胃经之合穴，可调理腹部经脉气血。

随症加减：肝火旺盛，肾阴不足，加行间、期门，以清除肝经之热，用泻法；加复溜、阴谷，以滋补肾阴，用补法。痰湿内蕴，加阴陵泉、丰隆、水道，以化痰祛湿，用泻法。气血两虚，加关元、气海、脾俞、膈俞，以气血双补，用补法。

### （三）临床研究

有研究①观察运用中西医结合方法治疗肥胖型多囊卵巢综合征不孕的临床疗效。该研究选取 21 例肥胖型多囊卵巢综合征患者，随机分为观察组 11 例和对照组 10 例，对照组患者在基础对症治疗的同时予以达英-35 和氯米芬口服治疗，观察组患者在对照组治疗基础上加用中药治疗，药物选用调经促孕丸（淫羊藿、仙茅、续断、菟丝子、枸杞子、覆盆子、山药、莲子、茯苓、黄芪、白芍、酸枣仁、钩藤、丹参、赤芍、鸡血藤）。结果显示观察组患者中有 6 例妊娠，占 54.5%，对照组患者中有 3 例妊娠，占 30.0%，两组比较差异显

---

① 黄习韬，罗告琳. 中西医结合治疗肥胖型多囊卵巢综合征不孕效果观察［J］. 中国医学工程，2012，20（01）：65.

著（P<0.05）。

在激素水平方面，两组患者治疗后的 LH、LH/FSH 以及 T 值较治疗前均有明显降低（P<0.05）；治疗后观察组的 LH、LH/FSH 以及 T 值显著低于对照组（P<0.05）。所以研究者认为，中西医结合治疗肥胖型多囊卵巢综合征所导致的不孕，可明显改善患者症状，提高妊娠率。

## 第十四节　系统性红斑狼疮

系统性红斑狼疮是一种自身免疫性疾病，可影响全身多器官或系统。它可能会影响育龄期女性的内分泌系统，扰乱下丘脑-垂体-性腺轴，导致月经不调和不孕，红斑狼疮活动期可能出现习惯性流产。

### 一、系统性红斑狼疮的诊断

临床症状：面颊有蝶形红斑，关节炎或关节疼痛，脱发，雷诺现象，血管炎，不孕，流产，月经不调。

实验室检查：血沉升高，白细胞减少，血小板下降，蛋白尿。免疫球蛋白升高，狼疮细胞和抗核抗体呈阳性。

### 二、系统性红斑狼疮引起不孕症的中医辨证论治

系统性红斑狼疮可归属为中医的“发斑”“虚劳”“痹症”范畴，与风、湿、热侵袭相关，气阴两虚、阴阳两虚是常见的证型。

## （一）中医辨证分型

### 1. 风、湿、热侵袭

临床症状：月经不调、不孕或有流产史，关节疼痛、局部红肿、窜痛，肌肉酸痛，发热。舌红，苔黄，脉濡滑数或脉细数。

治疗原则：清热利湿，祛风通络。

中药处方：大秦艽汤。秦艽 10g，当归 10g，羌活 10g，防风 10g，白芷 5g，熟地黄 15g，茯苓 10g，石膏 30g，川芎 10g，白芍 10g，独活 10g，黄芩 10g，生地黄 15g，白术 10g，细辛 3g。

上述中药煎服，每日 1 剂，分 2 次服。

### 2. 气阴两虚

临床症状：月经不调，低热，盗汗，神疲乏力，面颊潮红，心悸，口干口渴。舌暗，无苔或镜面苔或少苔，脉细数。

治疗原则：补气滋阴，调理任脉。

中药处方：王子瑜经验方。淫羊藿 10g，巴戟天 10g，石楠叶 10g，当归 10g，熟地黄 15~30g，川芎 10g，白芍 10g，五味子 10g，菟丝子 10g，覆盆子 10g，紫河车 10g。

上述中药煎服，每日 1 剂，分 2 次服。

### 3. 阴阳两虚

临床症状：月经推迟，闭经，低热，盗汗，畏寒，神疲乏力，背膝酸痛，足跟痛，四肢肿胀或按之凹陷不起，面色暗。舌体肿大，色苍白，苔白或水滑，脉沉细。

治疗原则：滋阴助阳，调理任脉。

中药处方：①韩百灵经验方。熟地黄 10~30g，杜仲 10g，山茱萸 10g，怀牛膝 10g，川续断 10g，山药 10g，桑寄生 10g，牡蛎 15g，龟板 10g，白芍 10g，海螵蛸 10g。

上述中药煎服，每日 1 剂，分 2 次服。

②山药 10g，茯苓 10g，白术 10g，熟地黄 15~30g，菟丝子 10g，泽泻 10g，巴戟天 10g，仙茅 10g，芡实 10g，补骨脂 10g，鹿角 10g，肉桂 2g。

上述中药煎服，每日 1 剂，分 2 次服。

### （二）系统性红斑狼疮引起不孕症的针灸治疗

基本取穴：百会、神庭、承浆、气海、曲池、足三里。随症补泻。

取穴分析：百会，为诸经交会点；神庭，可调神志；承浆，为任脉终点。它们共同调节任脉与督脉的联系。气海，可补气、行气活血。曲池，为手阳明大肠经合穴，可清热利湿。足三里，为足阳明胃经合穴，可理气活血。

随症加减：风、湿、热侵袭，加风池、大椎、阴陵泉、丰隆，以消风、清利经络湿热，用泻法。气阴两虚，加关元、气海、脾俞、膈俞，以滋养气血，用补法。阴阳两虚，加关元、阴谷、肾俞、命门，以滋阴助阳，用补法。

### （三）典型临床案例

R女士，38岁，公务员，患有系统性红斑狼疮10年，长期进行口服类固醇药物治疗，一旦停药可能会出现反复发作的心悸和全身性关节疼痛。由于持续进行药物治疗，她尝试怀孕近10年未果，遂来我处就诊。

临床症状：患者开始停用类固醇药物，全身性关节疼痛复发，神疲，焦虑，紧张不安。月经周期正常，经量正常，无痛经，但有经前期紧张症状，便溏，每日2~3次，眠差。舌红，无苔，脉弦细。

西医诊断：系统性红斑狼疮（活动性），不孕。

中医辨证：肝郁脾虚；湿滞三焦。

针灸治疗：艾灸神阙，针刺百会、风池、曲池、列缺、血海、阴陵泉、三阴交、太溪、行间、照海。曲池、血海以泻法祛除三焦湿邪。

中药治疗可分两步。

（1）治疗原则：祛经络湿邪，疏肝补脾。

中药处方：下方制中药浓缩颗粒剂，羌活15g，独活10g，忍冬藤15g，茯苓10g，柴胡10g，白术10g，当归10g，川芎10g，赤芍10g，枳实10g，鸡血藤20，炙甘草5g。

上述中药每日2次，连服2月，患者关节疼痛消失，月经周期正常，情绪稳定，身体恢复平衡状态。

（2）治疗原则：调经助孕。

中药处方：下方制中药浓缩颗粒剂，生地黄30g，牡丹皮10g，山茱萸 10g，山药 10g，白术 10g，泽泻 10g，茯苓 10g，忍冬藤 10g，益母草 10g，赤芍 10g，川芎 10g，泽兰 10g，香附 10g。月经第 2 周加桃仁 10g，红花 10g。月经第 3～4 周加仙茅 10g，淫羊藿 15g，砂仁 10g。

在进行了两个月的治疗后，R 女士没有再来诊，于是治疗中止。

4 个月后患者再次来诊，遂得知其之前怀孕并确信自己健康妊娠，于是就停止了中医治疗。但不幸的是，怀孕第 8 周患者出现阴道出血，几天后流产。此次来我处就诊，希望能够再次怀孕。

在进行了补脾益肾的治疗后，患者月经周期规律，之后接受助孕治疗并再次怀孕。在她怀孕过程中，继续进行中医治疗，她的中药浓缩颗粒方剂如下：熟地黄 30g，黄芪 30g，桑寄生 10g，川续断 10g，白术 10g，枸杞子 10g，黄芩 10g，砂仁 10g，阿胶 10g，半夏 10g，陈皮 10g，茯苓 10g，炙甘草 5g。

患者每次来诊，都根据她的状态稍微调整处方，直到第 12 周，患者仍有腹部痉挛、关节疼痛、血沉水平不稳定等相关症状。所有的中医治疗都是在类风湿免疫专家和妇科专家的观察下完成的，以利他们能够了解她的情况，保证她处于合理的治疗状态。在怀孕的第 32 周，患者的 ESR（红细胞沉降率，反映炎症和免疫系统的活动状态）升高从而导致她的免疫系统亢进。此时她的妇科医生认为婴儿已经长大且发育充分，并决定进行剖宫产手术。婴儿出生后，患者的免疫系统逐渐恢复，并保持良好的状态，无需再进行口服类固醇药物治疗。

第三章

# 不育症的中医药治疗

精子异常是导致男性不育症的常见原因。一般来说，精液分析是对精液进行的一种诊断性试验，用来评估精子的数量和质量；包括精子存活率、活力、形态，以及是否存在抗精子抗体。

世界卫生组织（WHO）《人类精液检查与处理实验室手册（第5版）》中规定，常规精液分析参考值为：精液量≥1.5毫升，pH值≥7.2，精子浓度≥$15\times10^6$/毫升，精子总数≥$39\times10^6$/1次射精，精子前向运动百分率≥32%，正常形态率≥4%，精子存活率≥58%，白细胞<$1\times10^6$/毫升。

引起男性不育的原因有精子异常，包括少精子症和无精子症、精子质量下降和精子畸形、精子活力低下和精液不液化，以及输精障碍，包括睾丸和附睾炎症、精索静脉曲张等。

# 第一节　无精子症和少精子症

## 一、无精子症和少精子症的概念

无精子症为精液及其离心沉淀物经显微镜检查未发现精子，在不育男性中约占15%。大约40%的病例由梗阻引起。梗阻可能发生在附睾、输精管或射精管，多由输精管结扎、重度感染后遗症、生殖泌尿道阻塞等导致瘢痕形成，或腹股沟或阴囊手术过程中的医源性损伤。神经性、心理性和药物原因也可能导致功能性远端梗阻。

少精子症是指精液中的精子数量明显低于正常，可由多种原因引起，常伴有精子质量不佳。

## 二、无精子症和少精子症引起不育症的中医辨证论治

梗阻性无精子症和少精子症辨证为湿痰积聚和下焦血瘀，非梗阻性无精子症和少精子症辨证为肾阴虚或肾阳不足、肝气郁结。

### （一）中医辨证分型

#### 1. 痰湿积聚，瘀血阻滞

临床症状：一般无明显临床表现仅精液中未发现精子，或睾丸肿胀压痛、发亮，或射精失败，肥胖等。舌体胖大，色淡红，苔白腻。

治疗原则：祛湿化痰，活血化瘀。

针灸取穴：肾俞、精宫（肾俞旁开 1.5 寸）、关元、气海、中极、足三里、血海、三阴交，可配太冲、蠡沟、曲泉、命门、归来、次髎。

肾俞、精宫、关元、中极，可施以艾灸 20 分钟。所有穴位深刺，留针时间长，缓慢出针。

中药处方：苍附导痰汤。苍术 10g，陈皮 10g，法半夏 10g，胆南星 10g，枳实 10g，香附 10g，茯苓 10g，白术 10g，泽泻 10g，车前子 15g，路路通 15g，山甲 15g。

上述中药加 1000 毫升水，煎出 100 毫升药汁，每日 1 剂，分 2 次服。

中成药：四妙丸、萆薢分清丸、龙胆泻肝丸、血府逐瘀丸。

2. 肾阳不足

临床症状：精液中精子数量减少或未发现精子，阳痿，性欲低下，四肢厥冷，腰膝冷痛，易疲劳，面色苍白，小便清长，便溏。舌淡，苔白，脉沉弱。

治疗原则：补肾温阳，填精生精。

针灸治疗：艾灸神阙。针刺关元、大赫、三阴交、肾俞、命门，可配阴谷、太溪、照海，行补法。

中药处方：益精灵加减。淫羊藿 30g，锁阳 25g，巴戟天 25g，熟地黄 25g，山茱萸 9g，附子 9g，肉苁蓉 20g，枸杞子 15g，黄芪 25g，当归 9g，韭菜子 6g，车前子 6g，菟丝子 15g，桑葚 15g，龟板胶10g，鹿角胶10g，茺蔚子15g，甘草10g。

上述中药加1000毫升水，煎出300~400毫升药汁，每日1剂，分2次服。上述中药也可与60%酒精调和做草药酊剂使用，每剂服10次，每次15~50毫升。

中成药：右归丸、龟龄集。

3. 阴虚内热

临床症状：精液量少，射精无力（滴出），性欲增强，早泄，潮热，腰膝疼痛，记忆减退，口渴，失眠。舌体瘦薄，舌质红，舌苔少或无，脉沉细或数。

治疗原则：滋阴补肾，填精生精。

针灸治疗：针刺中极、气海、血海，若热盛可以透天凉手法施针；可配合针刺阴谷、太溪、然谷。

中药处方：左归饮合五子衍宗丸加减。熟地黄15g，山茱萸10g，五味子10g，山药10g，茯苓10g，车前子20g，菟丝子15g，枸杞子15g，覆盆子15g，甘草3g。

上述中药加1000毫升水，煎出300~400毫升药汁，每日1剂，分2次服。

中成药：知柏地黄丸、左归丸、五子衍宗丸。

（二）典型临床案例

L先生，30岁，其配偶生殖功能检查正常，但婚后2.5年未能生育。经检查，患者被诊断为少精子症，左侧精索静脉曲张III度，偶感左睾丸下有沉重感，拉伸、活动后加重。精子浓度为 $1.2\times10^6$/毫升。舌暗，边有瘀点，脉沉涩。

西医诊断：精子减少引起继发不育。

中医辨证：肾虚血瘀。

中药处方：五子衍宗丸合桃红四物汤加减。菟丝子30g，黄芪30g，枸杞子20g，车前子20g，熟地黄20g，覆盆子15g，五味子15g，当归15g，赤芍15g，桃仁15g，淫羊藿15g，鹿角胶10g，红花12g，路路通25g，水蛭5g。

上述中药与蜜调和成丸，每次30g，每日2次。患者服用90剂后，他的精子密度达到 $4.8\times10^6$/毫升；2个月后，其配偶怀孕，并足月产下一个健康男婴。(国医大师王琦医案)

## 第二节　弱精症和死精症

弱精症是指精子活动力下降；死精症是指精液中可见死精子和畸形精子，这也是导致男性不育的重要原因。

### 一、中医对弱精症和死精症的认识

中医认为，精子活动力下降可能与精室环境、气虚或湿热邪气下注有关。肾精可助气温养精室，肾气和肾精均可因先天原因或过度消耗而不足。中焦为气血生化之源，若气血生化不足，则精室无以充养。湿热可直接损伤精子。外伤、前列腺炎症或精索静脉曲张常造成络脉不通，气血循环不利，无以滋养精子。

## 二、弱精症和死精症引起不育症的中医辨证论治

### （一）中医辨证分型

#### 1. 肾气不足

临床症状：不育，精液稀薄，精子总数低，性欲减弱，阳痿或早泄，面色憔悴，腰膝疼痛，便溏，神疲乏力，心悸，眠差。舌淡，苔少，脉沉弱。

治疗原则：固肾健脾，填精生精。

针灸治疗：艾灸神阙。针刺关元、气海，可配归来、大赫、足三里、三阴交，行补法。

中药处方：八珍生精汤加减。党参 10g，白术 10g，茯苓 10g，当归 10g，白芍 10g，阿胶 10g，黄芪 15g，熟地黄 15g，菟丝子 15g，枸杞子 15g，黄精 15g，紫河车 15g，甘草 3g。

上述中药加水煎出 100 毫升药汁，每日 1 剂，分 2 次服。

中成药：金匮肾气丸、五子衍宗丸。

#### 2. 肾精不足

临床症状：不育，头晕，失眠，健忘，轻微耳鸣；若肾精亏虚，则伴有虚热；性欲增强，早泄，尿黄。舌薄红，苔薄，脉沉细或细数。

治疗原则：固肾补气，填精生精。

针灸治疗：针刺百会、神庭、中极、大赫，可配阴谷、太溪、然谷、外关、足临泣，行补法。

中药处方：男性不育方。紫河车10g，枸杞子10g，何首乌10g，当归10g，龟甲15g，肉苁蓉15g，杜仲10g，菟丝子15g，沙苑子15g，淫羊藿10g，茯苓15g，牛膝15g，补骨脂10g，熟附子10g。

上述中药加1000毫升水，煎出300~400毫升药汁，每日1剂，分2次服。

中成药：龟龄集、五子衍宗丸。

3. 脾肾两虚

临床症状：不育，精子质量差，精液中畸形精子多；食欲不振，腹胀，便溏，神疲，体弱，面色萎黄。舌体大有齿纹，苔薄，脉沉细。

针灸治疗：艾灸神阙。针刺中极、气海、归来，可配阴谷、太溪、照海、阴陵泉、三阴交、公孙，行补法。

中药处方：嗣育汤。党参15g，白术15g，茯苓10g，当归10g，川芎10g，生地黄10g，牡丹皮10g，菟丝子10g，肉苁蓉10g，淫羊藿10g，紫河车10g，甘草5g。

上述中药加水煎出100毫升药汁，每日1剂，分2次服。

中成药：八珍益母丸、五子衍宗丸。

（二）典型临床案例

H先生，37岁，程序员。其配偶患有多囊卵巢综合征，8年未孕。在系统的不孕不育检查中发现患者精液出现异常，精子总数少，质量差，畸形精子多。在进行胚胎移植失败后，他们寻求中医治疗。

由于其配偶每2~5个月行经一次，因此嘱其配偶定期进行针灸和口服中药颗粒治疗，以改善激素水平。患者本人被辨证为肾气不足、肝气郁结，予口服柴胡舒肝丸合五子衍宗丸以提高精子质量。经过2个月的治疗，其配偶月经恢复规律并成功受孕，足月分娩一名健康男婴。

## 第三节 精子活力低下和精不液化

精不液化是男性不育的主要原因。液化延迟导致精液在阴道内活动力减弱，凝固的精液不仅会增加精子死亡率，还会阻碍精液顺利通过宫颈。这种情况通常与其他导致不育的因素并见，如精子总数减少和精子存活率降低等。

### 一、中医对精子活力低下和精不液化的认识

精液液化的正常过程，取决于肾精和命门相火的气化作用。相火，即肾阳，可温煦肾阴和下焦，精室内精不液化，精子活力低下，可能与肾阴阳两虚有关，也可能与下焦湿热或虚火扰精有关。

## 二、精子活力低下和精不液化引起不育症的中医辨证论治

### （一）中医辨证分型

肾虚，湿蕴精室

临床症状：精液液化时间延长。若以肾阴虚为主，应有射精痛，精液黏稠，血精，梦遗，早泄，口干，五心烦热，耳鸣，疲劳，失眠；舌红，苔薄黄，脉细。若以肾阳虚为主，则有精液白，性欲减弱，阳痿，早泄，夜尿多，色淡，腰部冷痛；舌淡，苔薄白，脉沉弱。

治疗原则：调节阴阳，固肾填精。

针灸治疗：针刺中极、气海、大赫、阴谷、照海、太冲，行补法。

中药处方：液化生精汤。牡丹皮 9g，地骨皮 9g，白芍 9g，赤芍 9g，生地黄 12g，麦冬 15g，玄参 12g，生牡蛎 30g，浙贝母 12g，枸杞子 12g，丹参 12g，山茱萸 9g，金银花 18g，连翘 9g，夏枯草 9g，柴胡 9g，竹叶 9g，茯苓 9g，淫羊藿 12g。

上述中药加水，煎出 300~400 毫升药汁，每日 1 剂，分 2 次服。

中成药：六味地黄丸、五子衍宗丸。

### （二）典型临床案例

H 先生，33 岁，婚后 3 年无子。患者被诊断为精不液化。患者

性欲低下，每月只同房1次；勃起功能障碍，腰骶酸痛，膝盖酸痛。舌淡，舌苔薄白，脉细。

精液检查显示精液量为1.5毫升，液化时间为60分钟，精子总数为$44\times10^6$/毫升，精子活动力为80%，I级活动力为27%。

西医诊断：精液不液化所致不育症。

中医辨证：肾精不足。

治疗原则：温补肾阳，补髓填精。

中药处方：强精煎。炒带子蜂房15g，淫羊藿15g，鹿角胶10g，肉苁蓉10g，锁阳10g，沙苑子10g，当归10g，熟地黄10g，黄精10g，何首乌10g，川续断10g，大枣20g。

上述中药煎服，每日1剂，分2次服。

经过2个月治疗后，其配偶成功受孕，并足月分娩一个健康的婴儿。(齐光崇医生医案)

## 第四节　输精障碍引起的不育

### 一、输精障碍的病因

生殖器官炎症或血管损伤是导致男性不育的原因。炎症细胞活跃或有肿块或囊肿出现，会产生异常精子，也可能引发其他症状，影响性行为和日常生活。

前列腺炎、睾丸炎和附睾炎是男性常见的炎症，可以由葡萄球菌、链球菌、淋球菌、衣原体、支原体等感染引起。前列腺是较大的性腺，能够分泌精子和精液并将它们储存在睾丸中，所以若前列腺出现炎症，则易出现精子质量降低而导致弱精子症、精液液化不良、精液和尿液中白细胞增加等；睾丸储存精子，若睾丸出现慢性炎症，也会影响精子质量，发生精子畸形或无精子症。若上述炎症转为慢性，患者可能无明显症状；若上述炎症处于急性期，患者可出现局部或全身症状。

## 二、输精障碍引起不育症的中医辨证论治

### （一）中医辨证分型

#### 1. 下焦湿热

临床症状：不育，精子异常，下腹疼痛或骶骨疼痛放射到阴囊；阴囊肿痛，排尿不畅或淋漓不出。舌淡红，苔底层厚腻，脉滑数。

治疗原则：清热利湿，理气通络。

针灸治疗：针刺中极、大赫、血海、阴陵泉、三阴交、阴谷、太溪、照海。阴陵泉、血海施以透天凉手法。

中药处方：龙胆泻肝汤合萆薢渗湿汤加减。龙胆草 10g，黄柏 10g，通草 10g，黄芩 10g，栀子 10g，牡丹皮 10g，泽泻 10g，茯苓 10g，当归 10g，萆薢 10g，车前子 10g，薏苡仁 30g，生地黄 15g。

上述中药加 500 毫升水，煎出 100 毫升药汁，每日 1 剂，分 2 次服。

中成药：四妙丸、前列康、前列通。

2. 痰瘀互结

临床症状：不育，精子异常，体型较胖，身重，下腹、腹股沟疼痛，可放射至阴囊；阴囊中可触及肿块伴有压痛，单侧或双侧阴囊肿胀。舌胖大苍白，苔白，或舌质深，边有齿痕，两侧有瘀斑，脉沉滑或沉细。

治疗原则：化痰祛瘀，理气通络。

针灸治疗：针刺关元、膻中、气穴、归来、阴陵泉、列缺、丰隆、太溪，行泻法。

中药处方：苍附导痰汤合桃红四物汤加减。苍术 10g，陈皮 10g，法半夏 10g，胆南星 10g，枳实 10g，香附 10g，茯苓 10g，白术 10g，泽泻 10g，车前子 10g，路路通 10g，山甲 10g，桃仁 10g，红花 10g，赤芍 10g，川芎 10g，当归 10g。

上述中药加 500 毫升水，煎出 100 毫升药汁，每日 1 剂，分 2 次服。

中成药：萆薢分清饮、湿毒清、八正散、桃红四物汤。

（二）典型临床案例

Z 先生，33 岁，婚后 3 年无子。肥胖，乏力，食欲不振，下腹疼痛，阴囊可触及肿块。舌淡红，边缘有齿痕，苔白腻，脉滑。

精液检查：精液外观呈灰白色，精液量为 6.0 毫升，液化时间为 60 分钟，精子总数为 $16\times10^6$/毫升，IV 级活动精子为 18%。

西医诊断：睾丸炎、精子异常导致不育症。

中医辨证：痰瘀互结于精室。

治疗原则：化痰活血，通络填精。

处方：化精煎加减。苍术 10g，姜半夏 10g，厚朴 10g，胆南星 10g，橘红 10g，枳实 10g，竹茹 10g，石菖蒲 10g，茯苓 10g，生姜 10g，甘草 5g。

上述中药加 500 毫升水，煎出 100 毫升药汁，每日 1 剂，分 2 次服。

中药治疗 1 个月后，患者下腹疼痛和阴囊肿块消失，精液液化时间缩短为 40 分钟；又进行 1 个月的治疗后，液化时间缩短为 20 分钟；精子总数达到 $73\times10^6$/毫升，Ⅳ 级活力精子为 29%。(齐光崇医生医案)

## 第五节　精索静脉曲张

### 一、中医对精索静脉曲张的认识

精索静脉曲张是指出现在阴囊内的静脉曲张，血管扭曲和阻塞导致局部循环不利，内部易发生炎症，损伤精子，可出现精子数量减少、存活率低、活动能力差、液化不良、畸形精子等。除精子异常外，患者可能会感到阴囊肿胀疼痛，阴囊中可触及肿块。

精索静脉曲张可归为中医“血瘀”“筋瘤”范畴。肝主筋，主藏血，长期肝气郁结，瘀血阻滞易积聚而生肝热；肾阴虚或肾阳虚影响生殖功能；血瘀气滞亦可内生湿邪。

## 二、精索静脉曲张引起不育症的中医辨证论治

### （一）中医辨证分型

#### 1. 湿热郁滞，肝肾不足

临床症状：不育，精子量少，精子活动力差，精液液化不良，精液中畸形精子和死精多；阴囊疼痛肿胀，可触及肿块，下肢沉重无力。舌淡红，苔底部黄腻，脉细滑。

治疗原则：祛湿清热，补肾养阴，活血通络。

针灸治疗：针刺中极、大赫、急脉、足五里、蠡沟、阴陵泉、三阴交。中极、大赫用补法，其他穴用泻法。

中药处方：龙胆泻肝汤合桃红四物汤加减。龙胆草 10g，牡丹皮 10g，柴胡 6g，泽泻 10g，黄芩 10g，枳实 10g，滑石 15g，木通 6g，当归 10g，赤芍 10g，川芎 10g，熟地黄 15g，桃仁 10g，红花 10g，甘草 5g。

上述中药加 500 毫升水，煎出 100 毫升药汁，每日 1 剂，分 2 次服。

中成药：龙胆泻肝丸、前列康、桃红四物汤。

#### 2. 气滞血瘀

临床症状：不育，精子量少，精子活动力差，精液液化不良，精液中畸形精子和死精多；阴囊疼痛肿胀，可触及肿块，精神紧张。舌淡红，苔略白，脉弦细。

治疗原则：活血行气，化瘀通络。

针灸治疗：针刺中极、大赫、急脉、蠡沟、行间、百会、外关、足临泣，行泻法。

中药处方：血府逐瘀汤合柴胡疏肝汤加减。当归15g，川芎10g，赤芍10g，熟地黄15~30g，川牛膝15g，桃仁10g，红花10g，柴胡5g，枳实10g，香附10g，茯苓10g，路路通10g，山甲10g，甘草5g。

上述中药加500毫升水，煎出100毫升药汁，每日1剂，分2次服。

中成药：血府逐瘀丸、柴胡舒肝丸。

（二）典型临床案例

Z先生，37岁，婚后12年无射精，每2个月手淫一次可出现大量遗精。体格检查显示其右侧精索静脉曲张I度，左侧II度。尿黄，舌红，苔底部黄腻，脉弦。

西医诊断：射精障碍，双侧精索静脉曲张。

中医辨证：下焦湿热，瘀血阻滞。

中药处方：黄芪滑石汤。黄芪15g，滑石15g，甘草5g，楮实子9g，茯苓15g，车前子27g，菟丝子15g，肉苁蓉10g，南豆花9g，山甲9g，王不留行9g。

上述中药加500毫升水，煎出100毫升药汁，每日1剂，分2次服。

服用10剂后，患者开始射精。服用2个月后，患者的射精能力逐渐增强，身体和精神状态良好。(杨千千医生医案)

第四章

# 中医药治疗其他因素导致的不孕不育症

引起不孕不育的原因众多，除前文提到男女双方的问题外，还有一些夫妻会因长期压力过大且相互影响，出现不孕不育。另外还有一些问题须夫妻双方共同治疗，如免疫性不孕不育症，即男性或女性体内出现抗精子抗体。本章就心理压力过大和免疫性不孕不育症的中医药治疗进行讨论。

## 第一节　心理障碍

心理障碍是引起不孕不育症常见的原因之一，伴有或不伴有激素紊乱。渴望怀孕但长时间未孕，经常规西医治疗无效的夫妻，或将怀孕视为任务的夫妻，可能会由于过大的心理压力出现抑郁、焦虑等负面情绪，引起激素紊乱，进而导致不孕不育，或加重既有病情。中医治疗在一定程度上可缓解不良情绪，舒缓心情，以助受孕。

## 一、中医辨证分型

### 1. 肝气郁结，肾阴不足

临床症状：不孕不育，沮丧，紧张，忧虑，抑郁，疼痛，胸闷，嗳气，失眠；男子性欲低下，早泄；女子易哭，潮热，经前紧张，乳房胀痛，痛经。舌淡红，脉弦。

治疗原则：疏肝养血，滋阴清热。

针灸治疗：针刺百会、神庭、外关、足临泣、头维、太溪、照海、太冲。太溪、照海用补法，其他穴位用泻法。

中药处方：滋肾生肝散。生地黄 15g，山萸肉 10g，牡丹皮 10g，泽泻 10g，柴胡 6g，当归 10g，白术 10g，五味子 10g，炙甘草 5g。

上述中药加 500 毫升水，煎出 100 毫升药汁，每日 1 剂，分 2 次服。

中成药：逍遥丸、柴胡舒肝丸、六味地黄丸。

### 2. 肝郁火旺

临床症状：不孕不育，紧张，烦躁，头痛，情绪失控，失眠；男子早泄，精不液化；女子经期缩短，月经量多。舌红，苔薄白或黄，脉弦数。

治疗原则：疏肝理气，清热安神。

针灸治疗：针刺百会、神庭、头维、合谷、太冲、曲池，行泻法。

中药处方：加味逍遥汤加减。柴胡 10g，栀子 10g，牡丹皮 10g，半夏 15g，陈皮 10g，当归 10g，赤芍 10g，茯苓 10g，白术 10g，甘草 5g。

上述中药加 500 毫升水，煎出 100 毫升药汁，每日 1 剂，分 2 次服。

中成药：加味逍遥丸、知柏地黄丸。

## 二、典型临床案例

D 先生，35 岁，性欲淡漠，不愿同房，其配偶 5 年未受孕；伴抑郁，疼痛，易苦闷，嗳气，失眠，腰部酸痛，早泄。舌淡红，少苔，脉弦细。

中医辨证：肝气郁滞，肾阴不足。

治疗原则：疏肝养血，滋阴清热。

中药处方：滋肾生肝散。生地黄 15g，山萸肉 10g，牡丹皮 10g，泽泻 10g，柴胡 6g，当归 10g，白术 10g，五味子 10g，炙甘草 5g。

上述中药加 500 毫升水，煎出 100 毫升药汁，每日 1 剂，分 2 次服。

经过 1 个月的中药治疗及心理干预，患者逐渐开朗，性行为得到改善，性欲明显增强，早泄消失。随后其配偶成功怀孕，并足月分娩一个健康婴儿。

# 第二节　免疫失调

免疫性不孕不育症一般无明显症状，只有通过实验室检查才能发现男性或女性体内存在抗精子抗体。这种免疫失调可能由遗传引起，也可能由附属器官的慢性炎症引起。

## 一、中医辨证分型

### 1. 肾阴不足

临床症状：不孕不育，抗精子抗体阳性；口渴欲饮，盗汗，腰部酸软，头晕，耳鸣，小便淋漓，肠蠕动减慢，体瘦。舌暗红，苔少或无，脉弦细或微数。

治疗原则：滋阴清热，化瘀理气。

针灸治疗：针刺百会、关元、承浆、复溜、阴谷、三阴交、肾俞，行补法。

中药处方：知柏地黄汤。黄柏 10g，知母 10g，生地黄 15～30g，山茱萸 10g，山药 10g，牡丹皮 10g，茯苓 10g，泽泻 10g。

上述中药可入煎剂或制成浓缩颗粒。

### 2. 脾气不足，湿热内蕴

临床症状：不孕不育，性行为正常，抗精子抗体阳性；便溏，溲黄，腰部酸软，左下腹隐痛，口淡，纳差，面色暗淡。舌淡红，苔薄白或微黄，脉细弱。

治疗原则：健脾益气，清热利湿。

针灸治疗：针刺百会、中脘、气海、大横、复溜、阴谷、阴陵泉、三阴交、脾俞、大椎，行补法。

中药处方：参苓白术丸合香连丸加减。人参 10g，茯苓 10g，白术 10g，扁豆 10g，陈皮 10g，山药 10g，莲子心 10g，砂仁 10g，薏苡仁 10g，香附 10g，黄连 10g，甘草 5g。

上述中药加 500 毫升水，煎出 100 毫升药汁，每日 1 剂，分 2 次服。

3. 肝肾阴虚

临床症状：不孕不育，性行为正常，抗精子抗体阳性；疲劳，偶发耳鸣，口干，腰腿疼痛。舌红，少苔，脉细数。

治疗原则：补肝肾之阴，清热通络。

针灸治疗：针刺百会、复溜、阴谷、太冲、曲泉、肝俞、肾俞，行补法。

中药处方：六味地黄丸合大补阴丸加减。生地黄 10g，熟地黄 10g，泽泻 10g，牡丹皮 10g，山茱萸 10g，枸杞子 10g，黄精 10g，山药 10g，知母 10g，鳖甲 30g，牡蛎 30g，碧桃干 15g，碧玉散 15g。

上述诸药加 500 毫升水，煎出 100 毫升药汁，每日 1 剂，分 2 次服。

中成药：六味地黄丸、大补阴丸。

## 二、典型临床案例

1. 男性抗精子抗体阳性

Z 先生，36 岁，婚后 5 年无子，性行为正常，精液分析正常，血液检测可见抗精子抗体，其配偶所有妇科检查正常。症见便溏，溲黄，腰部酸软，左下腹钝痛，口淡，纳差，面色暗淡。舌淡红，苔薄白微黄，脉细弱。

治疗原则：健脾益气，清热利湿。

中药处方：参苓白术丸合香连丸加减。人参 10g，茯苓 10g，白术 10g，扁豆 10g，陈皮 10g，山药 10g，莲子心 10g，砂仁 10g，薏苡仁 30g，香附 10g，黄连 10g，甘草 5g。

上述中药加 500 毫升水，煎出 100 毫升药汁，每日 1 剂，分 2 次服。

经过 3 个月治疗后，患者症状均有所改善。抗精子抗体呈阴性，精液分析各项均在正常范围内。继续治疗 3 个月，其配偶成功受孕并足月分娩一个健康男婴。

2. 女性抗精子抗体阳性

C 女士，27 岁，体操教练，8 年无子。体型匀称，月经周期正常，轻微抑郁；抗精子抗体阳性。舌淡红，苔薄白，脉弦。

西药诊断：免疫性不孕症。

中医辨证：肝郁脾虚。

针灸治疗：针刺百会、风池、关元、气海、阴陵泉、三阴交、足三里、外关、足临泣。关元、气海、阴陵泉、三阴交和足三里行补法，其他穴位行泻法。每周 1 次，治疗 1 月后，改为 2 周 1 次。

中成药：加味逍遥丸与补中益气丸。每日 2 次。

其配偶 C 先生，32 岁，程序员，精子活性较低。为了提高精子质量，嘱其口服中成药加味逍遥丸与五子衍宗丸。

这对夫妇在治疗两个月后，C 女士自然怀孕。但在怀孕第 6 周时 C 女士出现了阴道出血，予其口服香砂养胃丸与金匮肾气丸和定期接受针灸治疗，直至其怀孕第 12 周症状消失，后足月分娩一个女婴。(程澄中译)

第五章

# 中医药治疗不孕不育症的特色方法与验案

## 第一节　中药针灸调周促孕的基本方法

不孕症是西方女性的常见疾病，不孕症的诱发因素大概包括以下因素：常年的心理压力过大使卵巢功能受到抑制，出现月经不调，甚至闭经；幼年过度劳累可能使卵巢、子宫的发育受影响；过服避孕药造成激素失调；过于晚婚晚孕。以上因素都可能影响月经周期而产生月经不调、闭经、痛经等症状，甚至造成不孕症。目前西医针对不孕症应用的雌激素、促排卵治疗等都是希望通过调理人体内分泌的失衡状态而促孕，但疗效并不理想。由于对自己生育功能的焦虑，这些患者成为求助中医药治疗的常见人群。其中无因性不孕症，也可称为原因不明性不孕症，一般多是功能性不孕症，中医药治疗对绝大多数的此类不孕症都有效。在临床，无因性不孕症几乎占来我处就诊不孕症患者的一半以上。对不孕症以及其他生殖内分泌系统紊乱所产生的病症，应用中药、针灸，促进人体自我调节、自我修复，或许是产生最佳疗效的正确方法。笔者根据生理学月经周期变化的规律，结合传统中医理论，使治疗的方向更加明确。在此，我将在英国顺应正常的月经周期应用中药、针灸促孕治疗的经验简析如下（月经第1天为周期的第1日）。

（1）第1周，补益脾肾，加强先后天之本，促进卵子的生长。中医认为肾为先天之本，生殖元气之本源；脾为后天之本，是气血不断得以补充的源头，因而在促孕的第一阶段，须先补脾肾。

（2）第2周，补阴养精，活血化瘀，促进卵子的成熟与排出。肾以阴精为本，故补阴生精以促进卵子的成熟；活血化瘀以促成熟卵子的排出。

（3）第3周，温阳育阴，以促黄体生成。“欲补阳者，则于阴中求阳”，这也是传统中医补肾之关键，故在养阴的基础上助以温阳，温使气行，温使血运，温使瘀解，温使湿除，故可渐解气血之久郁。

（4）第4周，疏肝活血以调经。逢经前则肝气易郁，而经血易瘀，故疏肝气则使瘀血得散；经血得散，则痛经得解。

健脾补肾以固胎。如已受孕，受精卵虽已植入胞宫。但气血不足，脾肾两虚易致阴阳失衡，这是流产的常见病机；有虚象显露或有流产病史的患者，都应当继续治疗，以护妊娠正常发展。

在西方，患者对针灸的接受程度更高，故多数病患来诊，均是要求针灸治疗，而实际上针灸也的确有着必要的、不可缺少的作用。

（1）针灸加强人体自身调节的能力。如长期口服避孕药而导致的无因性不孕症，就是由于常年应用人工雌激素，而可能抑制孕激素，或使雌、孕激素的比例失调，针灸可以刺激人体内部的自身调节能力，激活已显低下的激素的正常生理功能。

（2）针灸有确切的促排卵作用。研究证实，补肾俞穴有确切的促排卵的作用。

（3）针灸有促进人体自愈的能力。对一些器官有病变或损伤的患者，针灸可以促进其自愈。如子宫内膜异位症患者，每次月经时子宫内膜过多脱落而产生内膜损伤，瘢痕可能使受精卵不易着床，而针灸则能促进内膜的修复与自愈。

针灸主穴：关元、中极、归来或子宫、神阙（艾灸）。

针灸辅穴：百会、外关、足临泣、足三里、照海、复溜、太溪、太冲、三阴交等。

中药治疗的机理与方法：只应用针灸治疗的患者，常可规律地治疗 1 年以上，其临床症状好转，却不能达到受孕的目的。可见治疗的方法是正确的，但治疗力度不够。中药与针灸的合用，相辅相成，使治疗的力度大增，加上适当中药剂型的选择，可使治疗的力度达到预期目标，因而这也是治疗不孕症的重要技术要点。

中药剂型有中成药、中药浓缩颗粒与中药煎剂，其治疗力度依顺序增强；但前者亦有价廉、易于服用的优点，故适用于功能性、轻症患者。

以月经开始为周期第 1 日，根据不同的生理阶段，经辨证论治选用中药（表 5-1）。

表 5-1　中药促孕在排卵周期不同时间的治法和用药举例

| 周期 | 治法 | 用药（以肾阴虚为主） | | 用药（以肾阳虚为主） | |
|---|---|---|---|---|---|
| | | 中成药 | 中药浓缩颗粒或中药 | 中成药 | 中药浓缩颗粒或中药 |
| 第1周 | 补益脾肾，加强先后天之本，促进卵子的生长 | 归脾丸或知柏地黄丸 | 女贞子、旱莲草、续断菟丝子等 | 八珍丸或乌鸡白凤丸 | 仙茅、淫羊藿、当归、香附等 |
| 第2周 | 补阴养精，活血化瘀，促进卵子的成熟与排出 | 知柏地黄丸或桃红四物丸 | 丹参、香附、桃仁、红花等 | 乌鸡白凤丸或八珍益母丸 | 当归、香附、桃仁、红花等 |
| 第3周 | 温阳育阴，促黄体生成 | 八珍丸或金匮肾气丸 | 熟地黄、肉苁蓉、菟丝子、制首乌等 | 暖宫孕子丸或补中益气丸 | 巴戟天、菟丝子、当归，艾叶等 |
| 第4周 | 疏肝活血以调经，或健脾补肾以固胎 | 柴胡舒肝丸或加味逍遥丸或归脾丸 | 丹参、香附、赤芍、泽兰等 | 逍遥丸或痛经丸 | 当归、香附、川芎、泽兰等 |

在西方，中医处于补充和替代医学的地位，因而患者是自费诊病，对于不孕症，一般的保险公司也不予理赔。所以患者的就诊次数不能过于频繁，患者一般每周 1 诊，或每 2 周 1 诊。因而针灸需要与中药相配合，才能达到必要的治疗力度。这是根据海外中医特殊诊疗环境总结的成功经验。周期疗法的适应病症如下。

（1）无因性不孕症：功能性原因导致的不孕症，无明显的临床症状；或是西医未能够明确诊断的不孕症。

（2）卵巢早衰。

（3）多囊性卵巢或多囊卵巢综合征，各种卵巢病症引起的月经后期或闭经。

（4）患者年龄偏大，或因为其他原因期盼尽快受孕。

（5）准备接受体外受精，或者已经多次体外受精失败者，需要予以调周备孕。

顺应月经周期的规律性，应用中医针药，旨在调治亚健康状态，促使每一生理阶段均为最佳状态，从而促使患者怀孕。如果存在某种明确疾病，就要在辨证论治的基础上配合其他适当治疗。如对子宫内膜异位症，就是要以活血化瘀为主，而不是应用调整周期之法。

本疗法应用中医针药促使月经周期更规律，从而达到促孕的效果。正常的月经周期应该是 28 天，把周期过长者调短，把周期过短者调长，就是中医治疗可见的有效指征；而当不孕者的月经周期被调至 28 天时，一般都会在较短时间内怀孕。在英国做中医是绝对不允许使用西药的，因为在这里，两种医疗不在一个体系中，中医不能合法应用西药。如果西医要给患者使用西药，中医往往就不再同时给予中药治疗（针灸可能会与西药同时应用）；而病人停用西药以后，则可以再用中药。因为在西方，人们对中西药同用是否会出现干扰有顾虑。目前还没有足够的研究证实每个中药与每个西药之间的交叉反应，也没有人可以证明草药与化学药之间一定是协同作用而不是拮抗作用。在中国强调中西医结合、中西药同用，而西方人目前并不认可这种治疗方法。

## 一、经中药、针灸调周治疗，自然受孕的成功案例

［案例一］

患者婚后 5 年未孕，经妇产专科进行各项检查未见异常，故诊断为无因性不孕症。妇科专家建议其接受中医治疗。患者就诊时可见明显焦虑，轻度痛经，便秘。月经基本规律，12 岁初潮，周期为 26~28 天，行经 4~5 天。舌淡红，苔薄白，脉沉弦。试孕之前曾服避孕药 8 年之久。其丈夫体健，精子检查正常。

中医辨证：肝肾阴虚，气滞胞宫。

治疗原则：疏肝理气，补益肝肾之阴。

针灸治疗：艾灸神阙，针刺百会、关元、气海、子宫、阴陵泉、三阴交、足三里、太溪、照海。每 2 周针灸 1 次。

中成药：月经期至排卵期服知柏地黄丸与逍遥丸，排卵期至月经期服人参归脾丸与柴胡舒肝丸。

经治 5 个月，患者自然受孕，足月顺产一男婴。

此例为无因性不孕症，西医未能查出器质性的病变，很可能就是一些亚健康状态导致的功能性不孕症；从临床可见，患者除经前紧张综合征之外，也没有更多的症状，这是最适宜应用加强周期以促孕的病例，故应用针灸，只加以中成药适时调治，即可取得满意的疗效。

［案例二］

患者月经不调 5~6 年，时常停经，多则 2~3 个月无月经，已被诊断为多囊卵巢综合征。患者就诊时腰背酸痛，疲劳便溏，情绪低

落。舌质淡，苔薄白，脉沉细。

中医辨证：脾肾气阳两虚，血瘀胞宫。

治疗原则：健脾补肾，温宫化瘀。

针灸治疗：艾灸神阙，针刺百会、风池、肝俞、脾俞、肾俞、命门、八髎、三阴交、照海、然谷、外关、足临泣。

中成药：前2周服白凤丸与逍遥丸，后2周服金匮肾气丸与柴胡舒肝丸。

经针灸与中成药加强周期治疗，月经规律，后受孕。顺产一男婴；2年后，希再孕未果，经针灸与中成药治疗而复孕。

该患者为比较轻型的多囊卵巢综合征，因而在规律性针灸的基础上，应用中成药调整与加强月经周期，卵巢的功能得以恢复，月经规律而至，故成功受孕。

[案例三]

患者因子宫内膜异位症而致痛经且不孕，经胚胎移植治疗2次均未成功，而求诊中医。就诊时焦虑、压抑、眠差，每逢月经之前情绪尤为低落；便干，经前尤甚；经来初时经血淋漓，腹部疼痛，第2日始月经量多，甚痛，必须应用止痛药方可以维持日常的生活与工作。舌尖红，苔薄白，脉弦紧。

中医辨证：肝郁气滞，血瘀胞宫。

治疗原则：疏肝理气，化瘀通滞。

针灸治疗：针刺百会、关元、气海、水道、外关、足临泣、阴陵泉、三阴交、阳陵泉、太溪、然谷。每周1次。

中成药：前2周服逍遥丸与桃红四物丸，后2周服柴胡舒肝丸与八珍益母丸；经期服痛经宝颗粒。

先经中成药促身体恢复，改善痛经，继而加强月经周期，其后患者自然受孕，足月顺产一女婴。

此患者为子宫内膜异位症，故见经血不畅、痛经等临床症状，如果不改变子宫本身的状况，胚胎移植也很难成功。在规律针灸的基础上，用中成药加强活血化瘀作用，同时随月经周期调治，改善子宫与盆腔的微循环，消除痛经，从而使该患者成功自然受孕。

［案例四］

W 女士，初诊时 36 岁，月经规律，试孕 3 年未果，西医诊断为轻型子宫内膜异位症。患者在一西医针灸师处已规律针灸 1 年，仍未受孕，故就诊于我处。由于较长时间的针灸治疗，患者月经规律，周期为 28~30 天，行经 4~5 天，轻微痛经，就诊时逢月经周期第 3 周。舌质淡，苔薄白，脉弦。

西医诊断：不孕症，子宫内膜异位症（轻型）。

中医辨证：肝气郁结，肾虚血瘀。

治疗原则：疏肝解郁，益肾暖宫。

针灸治疗：艾灸神阙，针刺百会、关元、气海、归来、阴谷、太溪、照海、足三里、三阴交、外关、足临泣。

中成药：加味逍遥丸、金匮肾气丸。

以上治疗，每周针刺 1 次，按中医自然促孕法，根据月经周期的不同时段，调整应用中成药。来一次月经之后，患者受孕，足月经剖宫产产下一个健康男婴。

2 年之后，患者再次就诊，已在西医针灸师处接受规律性针灸半年余，再妊未果。我在以上针灸的基础上，再次给予其中成药辅助促孕，2个月之后，患者再次成功受孕，足月经剖宫产产下一个女婴。3年之后，我仍只用针灸与中成药治疗3个月，患者再孕，再产一个男婴。

其后在其已有3个子女后，再次来诊要求促孕治疗。同样，经针灸和中成药治疗2个月之后受孕，但于怀孕10周时流产。

此患者总是难于自然受孕，仅用针灸促孕疗效不佳，而加用中药，虽只是中成药，多次在2个月左右受孕，可见疗效确切。第4次治疗后，虽受孕成功，但由于患者已43岁，超过了最佳受孕年龄，又已连生3个子女，肾气更虚，如当时能够及时应用中药保胎，还可能完成正常的妊娠。但是，该患者缺乏中医保胎常识，未能够及时寻求治疗。

［案例五］

Y女士，28岁，闭经2年。患者16岁时因节食减肥导致闭经，自此一直服雌激素类避孕药以保持规律的月经。2年前因备孕而停服避孕药，其后一直闭经至就诊。起初，患者对中药有偏见，故要求只接受针灸治疗。

临床症状：闭经，焦虑，忧郁，紧张，眠差，疲惫，四肢不温。舌淡红，苔薄白，脉弦细。

西医诊断：不孕症，卵巢早衰（就诊时雌激素较低，提示卵巢功能为更年期水平）。

中医辨证：肾阳虚衰，肝郁血瘀。

治疗原则：温宫益肾，疏肝化瘀。

针灸治疗：艾灸神阙，针刺百会、神庭、中极、气海、子宫、阴谷、太溪、照海、阴陵泉、三阴交、合谷、太冲。

每周 1 次来诊，2 个月后，患者自感精神、气力明显好转。希望尝试中药治疗。

根据以上治疗原则，我先建议患者试用中成药建立正常的月经周期：周期前 2 周，口服乌鸡白凤丸与血府逐瘀丸；周期后 2 周，口服金匮肾气丸与柴胡舒肝丸，并于每日晚间加服调经促孕丸 1 袋。

2 个月后，患者虽未来月经，但自测雌激素已上升。因而患者表示愿意接受任何适宜她的治疗。

从此，在每周 1 次针灸治疗的基础上，其被给予了根据月经周期适当调整的中药汤剂。主方如下：艾叶 10g，仙茅 10g，淫羊藿 10~30g，熟地黄 15g，当归 10g，赤芍 10g，川芎 10g，枸杞子 10g，何首乌 10g，益母草 10g，香附 10g。

此外，加紫石英 15g，桃仁 10g，红花 10g，用于前 2 周；加柴胡 10g，泽兰 10g，合欢皮 10g，用于后 2 周。

以上中药煎服，每日 1 剂，分 2 次服，每周 6 剂。2 个月之后，患者月经至。隔月行经 1 次，3 次月经之后，自然受孕。足月顺产一个女婴。哺乳 6 个月之后，月经规律复至。1 年之后，再次自然受孕，足月再产一个男婴。

此患者为卵巢早衰，不排卵，中医可辨证为肾气虚、肾阳虚。因其性格要强，青年时代一直努力学习，直至攻读医学博士，故常年压力较大形成肝郁血瘀。虽一直应用雌激素类避孕药治疗，但是停药后，患者卵巢功能未能恢复，出现闭经。此病只用针灸，或加用中成药，治疗力度仍不够。直至应用汤药，才使得月经复至。虽尚未达到每月一至，却也使其成功受孕产女；而经历的妊产过程使其卵巢得到真正调治，因而妊产之后，月经自然复至，旧病彻底治愈，其后再次受孕。

［案例六］

F女士，31岁，婚后十余年未孕，夫妇倍感压力而全力求治，以期受孕。一年前，曾接受一次胚胎移植未成功，其后在一针灸师处接受针灸及少许中药治疗，半年余，治疗未果，而求治于我处。

就诊时，患者月经时常2~3月一至。如月经至，则几乎无痛。妇科专家已行B超及血液检查，诊断为多囊卵巢综合征。

临床症状：焦虑，压抑，善哭，末次月经为两个半月之前。2个月来，虽无经血至，但自感激素的周期性变化仍在，特别是情绪的异常反应尤其明显。近一周，情绪波动尤为突出，伴少许下腹痛，头痛，眠差。舌质瘦红、少苔，脉弦细尺弱。

西医诊断：不孕症，多囊卵巢综合征。

中医辨证：肝肾阴虚，肝郁血瘀。

治疗原则：疏肝化瘀，滋育肾阴。

针灸治疗：艾灸神阙，针刺百会、神庭、外关、足临泣、神门、关元、气海、归来、血海、阴谷、三阴交、照海、太溪。每周1次。

中药处方：熟地黄30g，女贞子10g，旱莲草10g，何首乌15g，枸杞子10g，当归10g，赤芍10g，川芎10g，柴胡10g，川楝子10g，枳壳10g，白芍30g，香附10g。

此外，加益母草10g，合欢皮10g，苦参10g，于前2周；加紫石英 15g，桃仁 10g，红花 10g，于后 2 周。

以上中药煎服，每日 1 剂，每周 6 剂。

给予其丈夫口服柴胡舒肝丸与五子衍宗丸以助育。

服药近 2 周，月经至，其后月经每月一至；3 个月后患者成功受孕，足月顺产一女婴。

此患者月经迟至，间歇性闭经，虽针灸师已给予规律性针灸，甚至一些中药治疗，但是仍然不能形成正常的月经周期，说明此前治疗未达到必要的治疗力度，也可能缺乏准确的辨证施治。其丈夫主动要求介入治疗，实践证明：对男方的辅助治疗，在加强不孕症治疗效果方面有一定的积极意义。

中医治疗讲求辨证施治。无论针灸、中药，还是大多数补充和替代医学的治疗方法，相比西医化学药物，具有副作用小等优势，但是缺乏足够的治疗力度则是它们共有的劣势。因而，传统中医必须根据辨证，综合选用各种疗法，以达到最适宜的治疗力度。

以上案例都曾经过足够时间的针灸治疗，为什么未能奏效？应该说：单一针灸是可以治愈一些不孕症病患，但多是比较轻、非器质性的病症。针灸的主要功效在于振奋、恢复人体的生理功能，但是对于真正的气血虚证、邪气郁滞，尤其是出现器质性病变时，针灸的治疗力度可能不够。长时间的针刺刺激，还会产生局部反应迟钝的现象，而使人体生理功能停滞在偏低的平衡状态，因而病人会觉得有一定的好转，但是达不到治愈的目的。所以，如果应用单一针灸而未达到预期疗效，要及时增加必要的其他疗法，以保证疗效。

中药补气血、调阴阳，可以改善脏腑功能，使机体达到阴阳平衡的状态。因而中药与针灸合用，可以有效地增强治疗力度、扩大疾病治疗范围。而在各种剂型中选择最适宜的剂型是必要的，以下是中药的3个常见剂型。

（1）中成药：简单易服，又比较便宜，目前中成药的种类比较多，容易选择到适宜、对证的品种，适宜于常见的疾病与典型的证型。

（2）中药浓缩颗粒：可以在传统主方的基础上灵活加减，方便处方，也方便服用，适用于慢性、复杂、需长期调整的疾病。

（3）中药汤剂：是传统的中药剂型，也是至今仍然最为有效的剂型，可以根据症状灵活加减，病人每日煎煮，取其药汁内服，疗效比较确切，适宜于比较严重，或比较复杂，或需要尽快见效的疾病。

病例二的治疗，依次使用中药的3个常见剂型，也明确地显现了各种剂型不同的治疗力度。

辨证准确是保证疗效的重要环节：有些病患在针灸的同时，已服了一些中药，为何也未能奏效（病例三）？相比针灸穴位的选取，中药的正确选用、合理组方，更依赖中医辨证是否精准与组方技能掌握得是否正确。辨证模糊，选药尤其组方就不容易精准；组方时，如果温凉补泻运用不当，还可能相互削减其应有的疗效，甚至出现不良反应。一般来说，应用中药而出现不良反应，多是由于选药应用不当所致。

由以上病例的分析与讨论可以看出，中药在治疗疾病、维持健康中发挥着重要的、不可取代的作用，远不是单用针灸或应用单一中药制剂可以替代的。组方合用多种中药，是中医的技术精华，也是其能够成功治疗许多疾病与亚健康状态的重要因素。不明智地限制复方中药，将打击甚至扼杀中医药的发展，不利于这个带着人类文明、传承五千年的中华传统医药系统有效地服务人民。

## 二、中药、针灸辅助人工授精成功案例

[案例一]

患者婚后 5 年试孕不效。西医检查显示其左侧卵巢囊肿及输卵管堵塞，其丈夫精子内带抗体。就诊前接受 3 次体外受精，每次可成功取卵，但是均无法受精。行腹腔镜手术取出囊肿，但被西医告之其双侧输卵管堵塞，且无法疏通。故夫妻双方均接受中医治疗。配偶接受规律针灸，口服中药浓缩颗粒调整月经周期。

中医辨证：肝郁血瘀。

治疗原则：疏肝理气，活血化瘀。

针灸治疗：艾灸神阙，针刺百会、气海、关元、子宫、外关、合谷、足三里、三阴交、太溪、照海、太冲。

中药处方：予中药浓缩颗粒，柴胡 10g，香附 10g，枳壳 10g，赤芍 10g，川芎 10g，当归 10g，益母草 10g，莪术 10g，王不留行 10g，桃仁 10g，红花 10g；经后加女贞子 10g，何首乌 10g；排卵期加用 3 天痛经宝颗粒；排卵后加白芍 10g，阿胶 10g。

其丈夫口服中成药柴胡舒肝丸与五子衍宗丸调治。2 年后，患者接受第 4 次体外受精，成功受孕，并行剖宫产产下 2 名女婴和 1 名男婴。

该患者双侧输卵管阻塞，故即使给予促孕治疗，短时间也很难让堵塞的输卵管得以疏通。患者多次接受体外受精助孕而未能成功的经历，使其情绪非常低落，体外受精准备阶段的激素治疗，也使其气血两虚，而引起较多的临床症状。因而，给予中医针灸调治其亚健康状态，同时，加强月经周期各阶段的功能；同时应用中成药调治其丈夫的精子异常。为避免多胎妊娠可能带给孕妇与胎儿的风险，一般情况下医生一次植入 2 个受精卵，可能他们夫妇对以往多次体外受精未能成功有所抱怨，故当她再次接受体外受精治疗时，医生将在试管内成功受精的 3 个受精卵全部植入宫内。正因为患者夫妇的状况在中药、针灸的帮助下均得到了有效的改善，故 3 个受精卵全部成功，且妊娠至足月，经剖宫产而得 3 名子女。

[案例二]

患者 23 岁时曾妊娠，40 天流产，其后一直未孕。40 岁之后，甚期有子，而遍查遍治，检查发现双侧输卵管堵塞，体外受精 2 次均失败，故希望寻求中医帮助。患者届时已 49 岁，可见疲惫、焦虑、耳鸣，并开始出现潮热、闭经等症。就诊时已闭经 2 个月。舌质红，少苔，脉弦细。

中医辨证：肾阴不足，肝郁脾虚。

治疗原则：健脾补肾，疏肝养阴。

针灸治疗：艾灸神阙，针刺百会、神庭、关元、气海、归来、合谷、太冲、阴谷、太溪、然谷、三阴交、足三里。

中成药：知柏地黄丸合加味逍遥丸。

患者月经复至后，继续用周期法治疗调整与稳定雌激素水平，健脾补肾半年余，再次接受体外受精而成功，年底顺产一男婴。

患者已 49 岁，仍希望受孕，但天癸已竭，月事已闭。故应用针灸调促其将衰之周期，应用中药大补脾肾气血之虚，遂使月经复规律而至，但激素水平却仍不足以受孕，患者复接受体外受精而成功受孕。

规律针灸及中药调治月经周期是治疗月经异常、促孕的有效方法，不仅可以帮助女性正常受孕，同时可以通过改善机体的功能状态与相应生殖器官组织的微循环，提高女性的激素水平，大大提高体外受精的成功率。

## 第二节　习惯性流产的保胎治疗与验案

保胎，即帮助已经出现先兆性流产迹象的患者保住胎儿，完成一个完整的妊娠过程，顺利产出健康的宝宝。

笔者来到英国，在接诊不孕症的过程中，应用中药保胎，而有效终止先兆性流产、帮助产妇顺利完成妊娠过程、诞下健康宝宝的案例日益增多，不胜枚举。在此，分享典型的几例，并将治疗的经验与体会予以分享。

［案例一］

S 女士，38 岁，自测妊娠呈阳性，但是经血如期而至，淋漓不止。其非常紧张，因为在此之前 2 年内，她已经 3 次流产。每次均于妊娠第 6~7 周出现阴道出血，血量逐渐增多，胎盘随之排出而结束妊娠。这一次，她意识到可能又要流产，且这一次出血发生得异常早。

患者就诊于其家庭医生处，被告知，妊娠不及 8 周，无法行 B 超检查。家庭医生仅嘱患者休养，如未能保胎，也属正常现象，目前无法给予任何治疗。患者无奈来到我处，尝试中医治疗。

临床症状：少腹痛，阴道出血，色鲜红，无血块，正常月经量，伴焦虑，紧张情绪。末次月经为 34 天以前。以往月经规律。昨日已见阴道出血，今晨尿检呈妊娠阳性。尚无早孕反应。舌淡红，苔薄白，脉滑细。

中医辨证：脾肾两虚，胎气虚弱。

治疗原则：补肾益气，健脾固胎。

中药处方：寿胎丸合四君子汤。熟地黄 10g，黄芪 15g，白术 10g，续断 10g，桑寄生 10g，阿胶 10g，艾叶 10g，砂仁 10g，黄芩 10g，柴胡 10g，党参 10g，茯苓 10g，炙甘草 5g。

以上中药煎服，每日 1 剂，分 2 次服。

服药两天之后，患者出血渐渐减少，约 2 周完全血止；少许腹痛 1 个月之后，疼痛完全消失。至妊娠第 8 周，家庭医生予以 B 超检查，可见胎儿发育正常，妊娠进展良好。患者共服汤药 8 周，一直无早孕反应，自觉良好，脉滑有力，直至妊娠第 12 周停止用药，进入自然的妊娠过程。至足月，诞下一健康男婴。

［案例二］

C 女士，秘书，自然流产 3 次。妇科专家给其进行全面的妇科检查后，发现其泌乳素较高，并且其本身伴较多情绪异常症状，妇科专家建议其来中医处就诊。

临床症状：患者就诊时，为流产第 2 天，患者情绪抑郁，易哭，不可自制，自述腹痛，昨日用药后，阴道出血基本停止，今日只有少量阴道出血点滴未尽；伴头痛，失眠，焦虑，便溏，疲劳。舌尖边红，苔薄少，脉弦细。

中医辨证：肝郁脾虚，肝火上炎。

治疗原则：疏肝清热，荡涤瘀血。

针灸治疗：针刺百会、神庭、头维（也属头针情绪区）、外关、合谷、足临泣、太冲、中极、气海、子宫、阴陵泉。

中药处方：柴胡 10g，枳壳 10g，赤芍 10g，莪术 10g，益母草 15g，桃仁 10g，红花 10g，黄连 6g，栀子 10g，酸枣仁 10g，茯神 10g，川芎 10g。

以上中药煎服，每日 1 剂，分 2 次服。

患者服药 1 周后，阴道出血完全停止，情绪渐渐稳定，睡眠好转。

其后开始行疏肝健脾、调经促孕治疗：针灸方法同上，予柴胡舒肝丸与人参归脾丸于月经周期前 2 周服用；予逍遥丸与金匮肾气丸于月经周期后 2 周服用。

治疗 3 个月后，患者泌乳素恢复正常，1 个月后，自然受孕，伴随少许早孕反应，且出现少量阴道出血，故予其加味逍遥丸与金匮肾气丸口服，阴道出血停止，患者情绪也比较稳定，中药一直用到第 12 周而停止。妊娠足月顺产一女婴。产后恢复顺利，母乳喂养，婴儿健康聪明。

［案例三］

D 女士，32 岁，训练技师。8 年未能够成功受孕，即去不孕症专科检查，被诊为免疫性不孕症。患者被告知体外受精是唯一可以使其受孕的方法。在等待期间，她前来就诊，期望尝试中医治疗。

临床症状：患者为运动员，素来体健，月经规律，伴少许焦虑情绪。舌淡红，苔薄白，脉弦。

针灸治疗：针刺百会、风池、关元、气海、阴陵泉、三阴交、足三里、外关、足临泣。

中成药：加味逍遥丸合补中益气丸。

以上治疗，初始时每周 1 次，1 个月之后，2 周 1 次。

其丈夫，32 岁，程序员，精子活力稍差，故给予加味逍遥丸与五子衍宗丸口服。

2 个月之后，患者竟自然受孕，第 6 周时，开始出现阴道出血。因为患者出血量很少，仅为点滴状，伴极轻微的早孕反应，所以我在针灸的同时，给予她香砂六君丸与金匮肾气丸口服，2 周后，出血停止。继续行保胎治疗，直至妊娠第 12 周，停止全部治疗。足月顺产一女婴。

［案例四］

O 女士，38 岁，公司职员，患红斑狼疮 10 年，近年一直口服激素药物进行治疗，一旦停药便心悸，周身关节疼痛就会复发。目前情况已经比较稳定，但是由于药物作用，近 10 年未孕。患者希望怀孕，故其激素药物被逐渐减量。其西医妇科医生、免疫科专家推荐其来接受中医药调理。

临床症状：因激素刚刚停用，患者周身关节疼痛，疲乏倦怠，焦虑紧张，月经规律，量正常，无痛，但是有较多经前紧张症状。

每日便溏 2~3 次，眠差。舌红无苔，脉弦细。

中医辨证：肝郁脾虚，湿浊蕴泛三焦，郁浊不化。

治疗原则：祛湿活络，疏肝健脾。

针灸治疗：艾灸神阙，针刺百会、风池、曲池、列缺、血海、阴陵泉、三阴交、太溪、行间、照海，其中，曲池、血海行透天凉手法，以加速祛除三焦湿邪。

中药处方：羌活胜湿汤合柴胡疏肝汤加减。羌活 15g，独活 10g，忍冬藤 15g，茯苓 10g，柴胡 10g，白术 30g，当归 10g，川芎 10g，赤芍 10g，枳实 10g，厚朴 10g，鸡血藤 20g，炙甘草 5g。

治疗 2 个月后，患者在完全不用激素的情况下，关节不肿不痛，月经规律。

下一阶段开始行调经促孕治疗，针灸治疗如上，配以中药处方：生地黄 30g，牡丹皮 10g，山茱萸 10g，山药 10g，白术 30g，泽泻 10g，茯苓 10g，忍冬藤 10g，益母草 10g，赤芍 10g，川芎 10g，泽兰 10g，香附 10g，桃仁 10g，红花 10g；于经期后 2 周加仙茅 10g，淫羊藿 15g，砂仁 10g。

治疗 2 个月后，患者不再来诊。4 个月之后，再次前来。原来，4 个月之前，患者自然怀孕，夫妇双方兴奋异常，以为大功告成，即停止来诊。然而妊娠第 8 周，患者开始出现阴道出血，不幸流产。休息了 3 个月，她决心再试一次。

我予其继续健脾补肾、调经促孕治疗 2 个月之后，患者再次怀孕，我嘱咐她必须继续行保胎治疗，以防再次流产；还要保证免疫系统的稳定，防止红斑狼疮复发。患者坚持每周 1 诊，仍然行针灸配合口服中药浓缩颗粒治疗：熟地黄 30g，黄芪 30g，桑寄生 10g，续断 10g，白术 25g，枸杞子 10g，黄芩 10g，砂仁 10g，阿胶 10g，半夏 10g，陈皮 10g，茯苓 10g，炙甘草 5g。

每诊略作加减。直至妊娠第 12 周，患者仍然时常出现少腹痛、关节痛、血沉波动、疲劳、焦虑、恶心等症状，中药随症调整，必要时用汤药，稳定时用浓缩颗粒。直至妊娠第 32 周，由于患者血沉再次升高，免疫系统面临恶化的危险，妇科专家认为胎儿已经成长到可以健康生存的时候，遂为其行剖宫产手术。术中取出健康女婴，母女平安。

结束妊娠，患者免疫系统也逐渐趋于平稳，患者未再服激素，而全身处于良好的状态。她的成功妊娠产女，也使两位西医专家见证了中医对他们医疗服务的有效补充，也证实了中医药有效的促孕保胎功效。

中医针药在保胎、治疗先兆性流产中的作用是确切的，其中治疗作用的优势与不足在于：

（1）对于频发流产，但是西医检查未见器质性病变的患者，常见于中医所谓气血虚，即属于亚健康状态。比如患者体质虚弱时受孕，或是流产之后没有很好地休息恢复；或短时间内反复受孕，使脾肾之气大虚，子宫口松弛，所以稍作活动，就会加重气虚而使子宫口张开，子宫内容物流出，形成流产；这种症状，应用中医药往往可以取得很好的疗效。

（2）对于压抑、情绪异常所导致的泌乳素异常、免疫性不孕症患者受孕后的流产症状，中医药也可以有好的疗效。

（3）不孕症促孕成功、经胚胎移植助孕成功后，都仍然容易流产，尤其是经促孕很快受孕者，可能气血虚尚未补足，妊娠之后还需要继续予以补足，方可完成妊娠的全过程。所以经过中医促孕、人工助孕技术怀孕的患者尤其需要于妊娠早期行保胎治疗。

（4）对于基因缺陷、染色体异常所导致的流产，中医药的保胎助孕效果也不尽如人意。也许仍需要较长时间的治疗与观察。

## 第三节　中医助力各种辅助生殖治疗的基本程序与成功案例

美国一位妇科不孕不育方面的著名中医师郑国平博士总结了中医在支持辅助生殖技术治疗中的“五阶段，三原则”。

“五阶段，三原则”是郑国平博士根据辅助生殖技术周期不同阶段特征，结合其临床经验，对中医周期疗法适时应用的总结。

“五阶段”包括：准备阶段，刺激阶段，取卵至胚胎移植阶段，胚胎移植后阶段，受孕后阶段。

“三原则”包括：①补肾，疏肝，健脾，适用于准备阶段和刺激阶段。这一原则的应用可促进气血运行，改善卵巢功能，提高卵子质量。②补肾精，疏肝养血，镇静安神，同时以较强的治疗手段促进气血运行。这一原则的应用既能滋养子宫内膜，又能促进下腹部盆腔区域的气血运行，舒缓全身气血，平衡阴阳。该治疗有助于为胚胎移植创造一个优良的环境。这一原则适用于取卵至胚胎移植阶段。③补肾健脾，以温和的治疗手段促进气血流动。这一原则的应用可以促进受精卵着床，并支持健康妊娠。它既适用于胚胎移植后阶段，又适用于受孕后阶段。

需要强调的是，补肾养精是“三原则”的基础，且中药的运用须谨慎，以免造成流产或其他不利影响。

准备阶段：这一阶段指体外受精-胚胎移植开始之前的时期，在这一阶段使用恰当的中药可调节卵巢功能改善卵子质量。

对于体外受精-胚胎移植反复失败的患者，以及有早发性卵巢功能不全、卵巢早衰、卵巢储备功能下降、卵巢反应不良，或与年龄相关的不孕不育症的患者，在体外受精-胚胎移植周期开始之前使用针灸、中药或综合疗法，有助于让这些患者最大限度地改善不良情况。该阶段的最佳治疗时间通常为 3 个月，短则 1 个月，长则 6 个月，甚至更长时间。治疗时间长短通常与病情严重程度密切相关。

这一阶段就好像种植花园的准备过程，要想成功地培育植物，需要良好的土壤和气候条件以及高品质的种子，只有具备这些优良条件，经过精心培育，花园里才可能枝繁叶茂。同理，卵子的质量和数量就像种子的质量，子宫内膜的质量和厚度（子宫内膜容受性）就像土壤条件，而机体内环境，包括内分泌系统、免疫系统、循环系统等，是否协调平衡正如气候条件是否适宜。根据笔者多年临床经验，如果我们能提前通过针灸、中药或综合疗法创造协调适宜的优良条件，则更容易受孕。

针灸、中药或综合疗法能够补肾精，平衡阴阳，推动气血运行，提高体外受精-胚胎移植的成功率。在完成所有的准备工作之后，我们可以预想体外受精的结果将会得到改善。综合运用这些疗法是中医治疗不孕症的重要优势之一。

刺激阶段：该阶段应用中医综合治疗可以继续滋养卵巢，提高卵子质量，为最佳取卵时机做好准备。这一阶段是从使用刺激药物开始，一直到取卵日为止。在准备阶段之后，应坚持以补肾精为主要原则，兼顾疏肝健脾、调气养血。这一阶段的目标是继续致力于滋养卵泡、提高卵子质量，以期获得更高质量的卵子和胚胎。能够获得高质量的卵子和胚胎被认为是取得体外受精–胚胎移植治疗成功的重要环节之一。

取卵至胚胎移植阶段：经历过促排卵和取卵，这一阶段以补肾精为基本原则，同时配合行气活血的治疗方法，再佐以疏肝理气、镇静安神之法，以促进盆腔及子宫内血液循环，改善子宫内膜容受性，以便为胚胎移植和成功着床做准备。

胚胎移植阶段：这一阶段从胚胎移植后的第一天开始，到进行妊娠期的血液检测时为止。这一阶段以养肾精和健脾为主要原则，以温和的药物促进气血流动。这一阶段的目标是继续滋养胚胎，增强元气，补充胚胎发育所需的能量。最终达到支持胚胎着床、促进胚胎发育的目的，这是成功健康妊娠的又一重要环节。

受孕后阶段：这一阶段从确认妊娠开始，到妊娠 12 周为止。这一阶段以补肾和健脾为主要原则，以温和的药物促进气血流动。这一阶段的目的是继续促进胚胎发育，营造受孕后健康的母体环境，预防流产。对于有反复流产史、反复体外受精–胚胎移植失败或高龄不孕症患者，接受这种治疗以防止流产是非常必要的。

以上，我们讨论了 3 种治疗原则及其在体外受精–胚胎移植不同阶段的应用。下面我们将提供几个成功案例，以说明如何在临床实践中具体应用。

［案例一］

卵巢早衰，且多次胚胎移植未成功。

患者，女，41 岁，患原发性不孕症 5 年，4 次体外受精-胚胎移植失败，2013 年 10 月就诊于我处。就诊当日，中医辨证可见患者神态正常，精力充沛，睡眠及二便正常，情绪压抑、紧张、易哭。舌红，苔薄白，脉沉弦尺弱。患者 36 岁时曾尝试自然怀孕 1 年未果，其后开始进行辅助生殖治疗。曾于 2009 年底，在第 1 次体外受精-胚胎移植治疗中取出 4 颗卵子，其中 2 颗成功受精，但最终未能成功着床。几个月后，患者进行第 2 次尝试，取出 8 颗卵子，其中 5 颗成功受精，后将 3 枚受精卵移入子宫，仍未能成功妊娠。3 年后，她前往纽约最著名的生育中心做了第 3 次尝试。由于自身条件不佳，她从体外受精改为宫腔内人工授精，却再次以失败告终。3 个月后，在她的第 4 次尝试中，取出了 2 颗卵子，其中 1 颗成功受精，但胚胎在第 2 天就停止生长。胚胎移植不得不被取消。由于 4 次尝试的失败，加之卵巢对药物刺激的低反应和不理想的胚胎质量，生殖学家建议她到我处来尝试中医支持，以提升她未来体外受精治疗的成功率。

相关检查：患者血清促卵泡激素、促黄体素、雌二醇和抗米勒管激素均正常，其丈夫的精液检查也均在正常范围。

患者月经周期为 22~30 天，行经 4~5 天。上一次月经开始时间为 2013 年 9 月 20 日，来访时为其月经周期的第 20 天。

西医诊断：原发性不孕不育症，卵巢低反应，卵子质量不佳。

中医辨证：肾精亏虚，肝气郁结。

治疗方案：

（1）心理和情感支持：帮助病人了解中医以及中医可能为她提供的帮助，帮助其提升信心、改善情绪。

（2）建议患者每天做瑜伽或冥想以保持平静和放松的心境。

（3）针灸治疗，隔日 1 次。

（4）服用中药，每日 2 次。

（5）服用脱氢表雄酮（DHEA）和辅酶 Q10。

（6）坚持“五阶段，三原则”的治疗方法。

一是准备阶段：补肾精，疏肝健脾，活血化瘀。

针灸治疗：取穴为妇科 6 穴（中极，关元，归来，子宫，太溪，三阴交），阴陵泉，足三里，神庭，合谷。

方解：妇科 6 穴可调理冲任，补气养血，足三里可健脾益气，太溪、三阴交、阴陵泉和足三里配合可补益肝肾。以上诸穴配合应用，可调整气血，平衡阴阳，改善生殖系统功能，创造良好的内部环境，提高受孕成功率。

耳穴疗法：卵巢，子宫，肾，神门（每次取 2 穴或 2 穴以上）。

拔罐疗法：于八髎穴和腰阳关处施罐，每次交替取穴。

拔罐可提高阳气，促进血液循环，提高针灸疗效。

中药治疗：归元助孕汤。枸杞子 10g，菟丝子 10g，熟地黄 30g，山药 10g，山茱萸 10g，怀牛膝 15g，茯苓 10g，陈皮 10g，香附 10g，丹参 10g，红花 10g，甘草 5g。

方义：枸杞子、菟丝子、熟地黄、山药、山茱萸可补肾益精；怀牛膝引药入冲、任脉；茯苓、山药、陈皮、甘草可加强脾气，促进消化吸收；香附、丹参、红花可活血，促进生殖区域气血运行。上述中药配合应用可平衡阴阳，促进受孕。

经过2周的针灸和中药治疗，患者月经来潮，并开始准备第5次体外受精-胚胎移植治疗。

二是刺激阶段：继续滋养卵泡，改善卵子品质，为卵子提取做准备。

该阶段开始第2天，患者的实验室检查显示其血液指标都在正常范围。B超结果显示其右侧卵巢有4~6个卵泡，左侧卵巢无卵泡。

同时，病人接受体外受精-胚胎移植常规治疗，于周期第2天开始使用亮丙瑞林，第3天开始使用美诺孕和果纳芬。

于第2、3、7、9、11天接受针灸治疗，取穴与第一阶段相同，并配合每日2次服用中药。

该阶段B超结果显示第7天时，患者右侧卵巢有2个较小的卵泡，直径约为7毫米，左侧卵巢无卵泡。第9天时，其右侧卵巢有4个卵泡，直径分别为16毫米、15毫米、13毫米和11毫米。第10天时，其右侧卵巢有5个卵泡，直径分别为17.5毫米、16毫米、15毫米、15毫米和12毫米。第11天时，其右侧卵巢有6个卵泡，直径分别为19毫米、18毫米、17毫米、16毫米、16毫米和15毫米。

三是取卵至胚胎移植阶段：该阶段主要目的为改善子宫内膜容受性和全身状况。

患者于第13天提取4个卵子，其中2个成功受精。2个胚胎于第 16 天移植入子宫内。

于胚胎移植前及胚胎移植后各行 1 次针灸治疗。

胚胎移植前，针灸取穴为妇科 6 穴、神庭、内关、血海、太冲，耳针取穴为子宫、卵巢、肝、神门，以行气活血，宁心安神。

胚胎移植后，针灸取穴为百会、神门、合谷、足三里、三阴交，耳针取穴为子宫、肾，配合服用中药，以健脾理气，推动气血运行，支持胚胎着床。

中药治疗：归肾丸、逍遥丸合四物汤加减。柴胡 10g，陈皮 10g，茯苓 10g，当归 10g，熟地黄 30g，赤芍 10g，川芎 10g，菟丝子 10g，枸杞子 10g，山茱萸 10g，山药 10g，香附 10g。

以上中药水煎服，每日 1 剂，分 2 次服。

四是胚胎移植后阶段：患者于胚胎移植 2 天后来到诊所，开始接受胚胎移植后系统治疗，以补肾健脾，益气养血，促进胚胎着床和发育，预防流产。

针灸治疗：患者于胚胎移植后第 2、5、7、9 天接受针灸治疗。取穴为妇科 6 穴，百会，足三里（双侧）。耳针取穴为子宫、肾。

中药治疗：寿胎丸合泰山磐石散加减。桑寄生 10g，川断 10g，枸杞子 10g，菟丝子 10g，陈皮 10g，香附 10g，党参 10g，黄芪 10g，白术 10g，茯苓 10g，当归 10g，甘草 5g。

以上中药水煎服，每日 1 剂，分 2 次服。

患者于胚胎移植后行妊娠试验，结果显示妊娠成功。

五是受孕后阶段：该阶段患者继续接受针灸和中药治疗，方法与第 4 阶段相同，以补肾健脾，促进胚胎发育，预防流产。

以上治疗一直持续到患者妊娠第 6 周。B 超显示胎儿心率为每分钟 167 次，所有相关血液检查均在正常范围。患者被转移到妇产科医生处。自此，患者停止服用中药，但每周定时接受针灸 1~2 次，妊娠 12 周后改为 2 周接受 1 次针灸治疗，直到第 37 周停止针灸。

针灸治疗可促进正常分娩，缩短分娩时间。患者于足月诞下了一名健康的女婴，母女均处于良好状态。(郑国平医生案例)

［案例二］

久服避孕药，卵巢反应迟钝。

L 女士，29 岁，接待员，试图怀孕 2 年无果。患者自 15 岁起连续服用避孕药 12 年，2 年前结婚后，停止服用避孕药。月经不规律，曾闭经 6 个月，其后月经周期为 23~32 天，行经 4~5 天。患者及其丈夫为求怀孕，前去不孕诊所进行相关检查，结果显示二人均处于正常状态，因此不孕诊所帮助他们登记接受辅助生殖技术治疗，安排 3 个月后进行治疗。患者来我处希望缓解其焦虑及眠差等症状，并希望通过中医的帮助，使辅助生殖技术治疗取得更好效果。

临床症状：焦虑，紧张，烦躁，眠差，神疲，轻微痛经。舌淡红，苔薄白，脉细。

西医诊断：无因性不孕症。

中医辨证：肝郁脾虚，气滞血瘀，肾气不足。

针灸治疗：艾灸神阙，针刺百会、神庭、关元、气海、子宫、外关、足临泣、神门、阴陵泉、三阴交、太溪、照海、然谷。

中成药：加味逍遥丸，人参归脾丸。

方义：百会与八脉交会穴之外关及足临泣可疏散心肝郁结，镇心安神；关元、气海与子宫可调腑气，通冲任，健脾肾，化瘀结，改善腹部循环；阴陵泉、三阴交，可健脾育阴；太溪、照海可补肾促孕；神门可调心安神，各穴共用有调经促孕之功。用加味逍遥丸，可疏肝解郁，健脾调神；用人参归脾丸，可养血安神，补脾调冲，以助调经促孕之力。

经过3个月的中医治疗，患者的月经周期调整至28天，行经4~5天，无痛经。随后其接受宫腔内人工授精治疗，成功怀孕并顺利诞下一男婴。

该患者没有妇科病与生殖激素的紊乱，只是在试孕之前，服用避孕药时间过长；虽然其月经周期恢复，激素检查正常，但卵巢不够敏感，中医辨证为肝郁肾虚，故其虽检查结果正常但不易受孕。这种情况下，针灸是效果最佳、最适合她的治疗方案，通过一些必要的刺激，可帮助其恢复卵巢功能，协调整体生殖机能。由于针灸在海外实施，频次受到一定限制，仅能每周1次或2周1次，缺乏足够的治疗频率，因而为提高治疗效果，我给她应用一些中成药。经中医的调整备孕之后，妇科专家也认为其状态得到了改善，而且她的丈夫精子质量良好，所以仅进行一次宫腔内人工授精治疗，患者便成功受孕。

[案例三]

卵巢储备功能低下，西医建议供卵进行体外受精；在中医支持下，自卵体外受精成功。

C女士，36岁，尝试怀孕4年未果。她曾经注射避孕药10年，4年前停止。最初月经周期非常不规律，后来逐渐规律，但周期缩短为 21~23 天，行经 6~7 天，每次痛经 2 天。在不孕诊所检查后，患者被告知其生殖激素不佳，无法进行正常的体外受精，但可以尝试通过捐献者卵子经体外受精治疗。这个消息使患者非常失望，她期盼获得自己的亲生孩子。所以他们来到我的诊所寻求中医帮助。

临床症状：月经周期短，行经时间长，伴痛经，紧张，焦虑，头痛，眠差，腹痛，心绪烦乱。舌淡红有裂纹，舌尖边红，苔少，脉沉弦。

西医诊断：不孕症，卵巢存储功能不足。

中医辨证：肝郁内热，肾阴不足。

针灸治疗：艾灸神阙，针刺中极、气海、子宫、百会、太阳、阴陵泉、三阴交、太溪、照海、然谷、外关、足临泣。

中药处方：二至丸加减。熟地黄 30g，当归 10g，何首乌 10g，枸杞子 10g，女贞子 10g，旱莲草 10g，柴胡 10g，郁金 10g，枳壳 10g，红花 10g，白芍 10g，茯苓 10g，赤芍 10g。

排卵前，加紫石英 10g，黄柏 10g，知母 10g；月经前，加艾叶 10g，菟丝子 10~30g，续断 10g 等。

以上中药煎服，每日 1 剂，每周 6 剂。

由于患者注射避孕药时间较长，其卵巢储备功能出现问题，卵子质量不佳。本病中医辨证属肾虚，故艾灸神阙，针刺中极、气海，以补脾益肾，刺激卵巢，促进排卵功能；针刺阴陵泉、三阴交以健脾益气，通经活络；针刺百会、太阳以调气解郁，放松心神；针刺外关、足临泣以疏肝解郁，调畅周身气血。

中药二至丸，由女贞子和旱莲草组成，是滋阴补肾、清解虚热的经典配方。熟地黄、当归、赤芍补血养血，濡养卵巢；枸杞子、何首乌滋阴益肾，养精助卵；柴胡、枳壳、郁金疏肝理气、清解肝热；茯苓和芍药健脾祛湿，养血柔肝；红花活血化瘀，通经促孕。在排卵前加紫石英促进卵子生长；黄柏、知母育肾清虚热，具有雌激素样作用；艾叶、菟丝子、续断温阳益肾，具有孕酮样功效。针药合用，可给予患者足够的治疗力度，有效地促进患者卵巢功能恢复，提高卵子质量，并促使其适时排卵，顺应卵巢的规律性变化，为受孕做准备。

经过一年多的规律中医治疗后，患者的总体状况逐渐好转，月经恢复正常，月经周期调整为23~30天，行经4~5天。FSH和AMH恢复正常。不孕诊所同意其用自己的卵子进行体外受精。其后，患者顺利怀孕，足月后诞下一名健康女婴。

体外受精是一种典型的、适合于大多数有生殖障碍的患者的辅助生殖技术类型。该患者的不孕可能与其长时间注射避孕药有关，其卵巢功能过早退化。中医辨证属肝肾阴虚内热。因此，我对她进行针刺和艾灸以刺激卵巢帮助其恢复功能，加之中药补益肾阴，兼清虚热，从而显著促进卵巢功能恢复，提高卵子质量，改善生育功能。为体外受精做好准备。

[案例四]

卵巢早衰，西医拒；经中医支持，体外受精成功，且保胎成功产子。

C女士，41岁，大学讲师。由于多年来繁忙的学习和工作，C女士尝试怀孕7年无果。月经不规律1年以上，闭经2个月，行宫内检查发现一个小纤维瘤（1 厘米×1 厘米）。由于闭经，她被不孕诊所拒之门外，所以她来到了我的诊所。

临床症状：闭经 2 个月，压抑，紧张，腹部不适，睡眠不足，潮热，周身疼痛。舌苔薄白，脉细。

西医诊断：不孕症，卵巢早衰或卵巢储备功能不足，子宫肌瘤。

中医辨证：肝郁气滞，血瘀胞宫，肝肾阴虚。

针灸治疗：艾灸神阙，针刺中极、气海、归来、阴陵泉、三阴交、然谷，照海、太溪，百会、外关、足临泣。

中药处方：香附 10g，熟地黄 15g，当归 10g，益母草 10g，赤芍 10g，红花 10g，川芎 10g，桃仁 10g，黄柏 10g，知母 10g，女贞子 10g，山茱萸 10g，旱莲草 10g，紫石英 10g。

以上中药煎服，每日 1 剂，分 2 次服，每周 6 剂。

方义：神阙可振奋元阳，温肾促孕；中极、气海，接近子宫，可刺激元气、肾气，加注胞宫气血；归来在卵巢附近，可健脾除湿，促卵增排；百会、外关、足临泣，可疏肝理气，调畅气机；阴陵泉、三阴交，可健脾益气，以助后天；然谷、照海、太溪，可补肾养阴，滋养卵巢。诸穴相合，刺激相关生殖器官，调畅生殖功能，调经促孕。

香附，可疏肝理气；熟地黄、当归、赤芍、川芎，可滋阴养血，调经促孕；益母草、当归尾，可活血化瘀，改善子宫内膜容受性；女贞子、旱莲草，可滋养肾阴，养卵促排；黄柏、知母，可补肾，有雌激素样作用；紫石英，可促进排卵，山茱萸，可提高卵子质量。该方可以有针对性地促进卵巢功能恢复，提高卵子质量，改善子宫内膜容受性，为妊娠做好准备。

1 个月后，患者月经来潮。自那时以来，她一直规律接受中医治疗，保持规律的月经。当她再次就诊于不孕诊所时，专家建议其接受供卵体外受精治疗。由于担心更年期可能提前，她和丈夫接受这种方式。

在接下来的一个月里，2 个高质量受精胚胎被转移到她的子宫中。其后她一直接受我的定期针灸治疗。在怀孕第 8 周时，她出现恶心及其他轻微妊娠反应和阴道出血。我建议她服用一些中药来预防流产。然而她犹豫不决，在怀孕早期没有服用任何中药，结果她发生流产，失去一个胎儿。然后，她开始服用中药汤剂，并保持针灸治疗，保护尚留在腹中的胎儿，直至怀孕第 12 周。足月后她诞下一个健康男婴。

预防流产的中药处方：桑寄生 15g，白豆蔻 10g，香附 10g，杜仲 10g，枸杞子 10g，黄芪 15g，菟丝子 10g，陈皮 10g，山药 10g，茯苓 10g，阿胶（烊化）10g，神曲 10g，炙甘草 5g。

2 年后，她又接受了另一个受精胚胎的植入，以针灸进行准备和预防流产，这次她没有出现流产迹象，足月后诞下一个健康女婴。

供卵体外受精适用于卵巢状态不佳、无法供应优质卵子的患者。受精卵植入患者子宫内，患者要经历整个妊娠过程，因此患者本身也需要拥有健康的卵巢。

虽然经过一段时间的中医治疗，C 女士恢复了正常的月经周期，但是其卵巢功能仍未达到最佳状态，由于患者担心更年期提前，希望尽快受孕，故接供卵体外受精治疗。妊娠期间，由于其卵巢功能不佳，患者出现一些先兆流产迹象，并不幸失去一个胎儿。幸而她开始服用中药，另一胎儿得以顺利出生。

由此可见，当患者由于卵巢功能不佳出现流产迹象时，必要的针灸和中药治疗是有效的，可以帮助患者恢复卵巢功能，预防流产。

# 附　录

## 知柏地黄丸治疗更年期综合征的临床经验总结

更年期综合征是女性的常见病症，多数女性在其性激素自然退化过程中会由于人体平衡状态被打破而出现不同程度的临床症状。用激素替代疗法可以明显改善这些症状，同时大大提高女性的生活质量，减缓衰老。但是近年来发现，激素替代疗法的长期使用可导致乳房、子宫等器官癌症的发病率增高，这使医患对激素替代疗法的应用渐生疑虑，从自然药物中寻找替代品种已成为趋势。因而，在西方的中医门诊中和其他补充和替代医学疗法诊所中，更年期女性就诊人群较多。

2000 年 1 月至 2010 年 11 月，我共接诊更年期患者 122 名，占同时期病人总数的 3%。临床观察发现，中成药知柏地黄丸不仅能够有效地改善临床症状，并且长期服用无毒副作用，可以明显地提高女性更年期前后的生活质量，是替代激素替代疗法的较优选择。

目前大多数的研究是以知柏地黄丸与激素替代疗法或其他植物类激素同用，而以雌激素水平是否提高作为判断是否能够控制更年期综合征的客观标准；笔者认为雌激素水平提高，仍然不能有效地降低内分泌系统癌症发生的风险。因而，我们应当客观地评价知柏地黄丸的临床功效。能够确切地改善临床症状，提高更年期女性的生活质量，让雌激素保持在更年期正常水平，才是顺应自然的、无患癌风险的、最理想的治疗手段。

## 一、更年期综合征临床症状

主要临床症状：潮热，盗汗；失眠，多梦，易醒，清晨早醒；月经后期，经量减少（更年前）或闭经（已更年）；阴道干涩，性欲减退。

伴随症状：情绪低落，周身关节痛，习惯性便秘，尿频。

## 二、中医辨证分型

### 1. 肝肾阴虚

潮热，盗汗，情绪焦虑，烦闷抑郁；热甚则失眠，头痛，急躁易怒。舌红绛，苔少，脉弦细。

### 2. 脾气虚，肾阴虚

疲劳，周身困重，便溏，腹胀，水肿，眠差，食欲不振。舌淡红，舌边有齿痕，苔薄白，脉沉无力。

3. 脾肾气阴两虚

神疲乏力，便秘，水肿，失眠，潮热。舌淡红，苔白，脉沉细。

4. 心肾不交

心悸烦躁，焦虑失眠，潮热盗汗，尿频尿急，耳鸣耳聋。舌质瘦薄，苔红少，脉沉细。

## 三、治疗方案

1. 中成药

知柏地黄丸：熟地黄、山茱萸、山药、泽泻、茯苓、牡丹皮、黄柏、知母。

当症状较重时，可短时间以上方为基础处以汤药，疗效更佳。

辨证加减：肝肾阴虚，加柴胡舒肝丸；内热甚，加加味逍遥丸；脾气虚、肾阴虚，加人参归脾丸；湿盛，加参苓白术丸或三妙丸；风湿盛，加祛湿痹痛丸；心肾不交，加养血安神丸；脾肾气阴两虚，加麻子仁丸。

2. 针灸治疗

对于更年期综合征的治疗，应该以中药为主，可以较长时间服用，以求达到远期的稳定疗效；针灸可作为辅助治疗。针灸可以调整经络系统，促进人体的自愈。针灸一般可以在一段时间内应用，如3个月到6个月；也可以在较长的间隔下规律应用，如每月针灸1次；在有抑郁、头痛等症状时，针灸则应适当多用。针对西方女性比较在意的颜面衰老征象，如眼角皱纹、面颊的皮肤松弛等，规律针灸都会有一定的疗效。

针灸取穴：百会、关元、子宫、三阴交、足三里、阴谷、太溪、照海、外关、足临泣。

## 四、典型临床案例

S女士，46岁，社会工作者。出现潮热，失眠，月经不规律，情绪不稳定一年余。其月经不规律，时常后期，2~3月一行，行经2~3天，月经量少，未孕，潮热，盗汗，善哭，抑郁，烦躁易怒，眠差；患者曾被诊断为精神异常，经心理咨询治疗，症状无改善。因抗抑郁药有较多副作用，患者不愿长期服用，故就诊于我处。

我考虑其精神异常与月经不调同在，根据其舌质红、苔少、脉弦细的舌脉征象，诊断其为肝肾阴虚、气郁内热之更年期综合征，故治以补益肝肾之阴，化郁清热。

中成药：知柏地黄丸、加味逍遥丸。

针灸治疗：百会、神庭、风池、外关、足临泣、阴谷、阴陵泉、太溪、照海、太冲。

2周1诊，患者潮热渐平，睡眠渐好，情绪渐渐可控；1年之后，针灸改为每月1次；2年之后，患者停经，身体、精神状况渐渐好转。其后，患者听信中药可能有毒副作用之说，停用中药。1个月之后，诸症渐渐复显，且患者自感颜面、体态都有显老之象。

后复诊于我处。现坚持每月针灸 1 次，持续应用知柏地黄丸与加味逍遥丸已 10 年。其自感精力充沛、体态轻盈、情绪良好、颜面容润，故相信应用中药不仅是调整激素、治疗更年期症状之法，同时也是健身润肤、美容养颜之技，故其愿意较长时间应用。

临床疗效证实，知柏地黄丸组方合理，疗效肯定，是激素替代疗法理想的替代疗法。

知柏地黄丸不仅对正常更年期时患更年期综合征的患者有效，对已患肿瘤，尤其是在更年期之前，较小年龄被诊出乳腺癌、子宫癌，由于手术、放疗、化疗治疗等原因，出现卵巢早衰，使更年期症状提前出现的患者有效。这些患者原本就是雌激素的特殊敏感者，不适合应用激素替代疗法，故知柏地黄丸是这一类患者的首选治疗方法。

对于单用知柏地黄丸疗效尚显不足者，可加用规律性针灸。针灸在促进患者本身内分泌系统的自我调整、与其他系统功能相互协调方面更有独到的作用。针药并用可以达到较强的治疗力度。

知柏地黄丸这一传统经方，有效应用于临床已 300 余年。今天，我们在西方的临床实践中，其仍可显现出较好的疗效。在我们下一步的科研计划中，将充分利用西方的实验条件、严格的科研设计规范，将知柏地黄丸临床应用的疗效更好地展示出来。

# 关于作者

江丹，中医临床专家，国际中医主任医师，北京中医药大学客座教授，南京中医药大学英国维多利亚中医学院特聘教授，海外博士生指导教师，英国注册中医师、针灸师。江丹本科就读于北京中医药大学中医专业（1978 年），其后又继续攻读中医各家学说（1982 年）和中医诊断学（1987 年）硕士研究生专业，她原为北京中医药大学讲师，1991 年赴英国开始执业中医针灸。在英国政府多年来对中医药实行较为宽松政策的环境中，她有机会应用中药、各种针灸方法以及中医综合技能，20 多年来诊治当地患者数万余人次，获得大量应用中医传统疗法诊治西方患者常见病症的经验。由于其突出的临床成就与专业学术影响力，她被英国针灸学会授予 Fellow（杰出会员）称号，被英国中医药学会授予 Fellow 与 Mentor（专业指导教师）称号，其事迹多次被英国、中国媒体报道。她在国际学术期刊发表专业学术论文 40 余篇，其中 6 篇被 SCI 期刊收录。同时她还参与了《英国中医药学会会刊》创刊，并曾担任主编主持工作，目前她担任《海外中医诊治要览》主编、*World Journal of Chinese Medicine* 等期刊国际编委等职务。